現場の法医学 ～真相究明とは～

「死体」からのメッセージ

【改訂新版】

押田　茂實
水沼　直樹

はじめに
——法医学者生活五十年を振り返って——

人生の師にめぐり合う

昭和四二年に東北大学医学部を卒業し、翌年には廃止されることになる最後のインターン（研修制度）として、医師免許取得前に第一線の病院で先輩医師の指導をうけて研修をしていた。

寮の医学部の後輩と話していた時に、たまたま法医学の話になり、「今度新任として赴任してきた法医学の赤石英《あかいしすぐる》教授は、午後一時から四時までの三時間の講義なのに、六時になっても講義が終わらない！」と聞いた。

ウソだろうと思って、念のため講義室に行ってみたらビックリ、超満員でした。もぐりこんで講義を聞いたところ、一番興味のある医療事故のテーマでした。実際に六時になっても面白い講義は終らず、学生は誰も帰らない。…赤石教授が時計を見て、「何だ、もう七時じゃないか、今日は終わりだ！」と言って終了した。

すぐに法医学の教授室を訪ねて、「講義を聴かせていただいて、感動しました。是非入局させてください」とお願いしました。その時に、「助手の席が一つあくので、助手になれ」と言っていただいた。

※インターン
医学部卒業後1年間の「実地修練」を経なければ医師国家試験を受験できないという制度が1946年に開始され、インターン制度反対運動により1968年に法律改正され、廃止された。

※赤石英教授
法医学者。東北帝大医学部卒業（昭和18年）、特別研究生。岩手県衛生研究所長、弘前大教授。東北大教授（昭和41～58年、法医学）。宮城県赤十字血液センター所長。勲二等瑞宝章。

偶然によって人生の師匠とめぐり合って、ほかの人が絶対に経験できなかったと思われる驚くべき事件などをその後に体験できるようになったことに感謝している毎日である。

五十年間の成果

法医学専攻後の五十年間に、法医解剖約二千体（多くは犯罪死体の司法解剖で、死刑判決二件、無期懲役十件以上）、親子鑑定約二百件、法医再鑑定約百件を経験した。

他の大学の医師から、「押田先生は何故日大医学部の教授になったのですか？」と訊かれますが、「自分の出生地の埼玉県の悪は許さない」という単純な考えで、日本大学法医学教授が埼玉県管轄の司法解剖を分担していたためでした。

昭和六十年に日本大学医学部教授（法医学）に就任後、日本大学医学部の講義以外にも、日本大学法学部（三二年間）、上智大学法学部（十七年間）、日本大学法科大学院（十二年間）、慶應義塾大学法科大学院（十年間）の講義を継続し、非常勤としては日本医科大学、東京医科大学、杏林《きょうりん》大学医学部、聖マリアンナ医科大学、東京女子医大などでも非常勤講師を務めていた。

それ以外にも、医療訴訟に関する研究にも本格的に取り組んでおり、医学部・

※親子鑑定
親子の生物学的血縁関係の有無についての鑑定。

医師会・看護協会などの講演の依頼は、多い時には年一〇〇回を越えていた。
現在日本大学名誉教授となり、平成二十四年に神楽坂《かぐらざか》法医学研究所開設が表面化し、教え子の水沼《みずぬま》直樹《なおき》弁護士の神楽坂法律事務所と一緒に開設し、日本各地の医療紛争やDNA型鑑定などの相談に応じている。日本大学医学部教授の時には、教育・研究・実務の解剖などに追われていたので、基本的には死刑か無期懲役のケースしか相談に応じませんでしたが、現在では、各種医療紛争や親子鑑定などの相談も急増してきている。

平成二十二年十月から（一般財団法人）材料科学技術振興財団（Foundation for Promotion of Medical Science and Technology of Japan 略称ＭＳＴ、世田谷区）の鑑定科学技術センターのＤＮＡ型鑑定の顧問として毎週木曜日に勤務し、警察以外の民間ＤＮＡ型鑑定機関として一人歩きできるように支援している。平成二十三年十月に新築され、日本弁護士連合会や東京の弁護士会所属などの弁護士が多数見学に来ていたが、平成二十七年からＤＮＡ型鑑定実習も導入し、実際に経験することにより、ＤＮＡ型鑑定の問題点を把握できるようになっている。

前著「死体からのメッセージ（洋泉社）」を二〇一八年四月に発売したところ、法医学分野では第一位の売上げで、二〇一八年十月に開催した出版記念会も盛会であった。しかし、その後出版社が合併され、「残部がすべて裁断された」とい

※材料科学技術振興財団
科学技術分野における材料に関する基礎的研究を行うとともに、材料の解析・評価を実施すること等により材料科学技術の振興を図り、もって我が国の経済社会の発展と国民生活の向上に寄与することを目的として、昭和59年8月1日（１９８４年）設立された。

※ＤＮＡ型鑑定実習
自分の血液について、指導を受けながら自分で検査を進行し、夕方には最先端の核ＤＮＡ型を判定する。

う驚くべき報告があり、中古品の新書が四～五千円であったが、一時一万数千円にまで高騰してしまった。編集でずっとお世話になっていた澁川泰彦さんも七十四歳で亡くなってしまい、途方に暮れていた。

その後、日本大学法科大学院時代の教え子の釣部人裕氏（万代宝書房）の協力が得られることになり、今回の出版にたどり着くことが可能になり、水沼直樹弁護士との共著にした。これまでの新書出版に協力いただいた日本大学医学部法医学教室の鉄堅講師、飯酒盃《いさはい》勇《いさむ》技官をはじめ多数のバックアップにより、本書が日の目を見ることができたことはうれしい限りである。

二〇二〇年は新型コロナの大きな影響で講演会や講義も中止になったり、遠隔システムに変更されたり、会議や同窓会も中止になるという前代未聞の状況になっている。このような状況の中で新たに『「死体」からのメッセージ【改訂新版】』として送り出すことが可能になった幸運を身に染みている。

二〇二〇年十一月

押田《おしだ》茂實《しげみ》

もくじ

はじめに

人生の師にめぐり合う／五十年間の成果　――　3

第一章　死体との対話

◇押田を目覚めさせた「今年は豊年ですね」事件　――　12

今も身にしみる恩師の教え――科学的実証主義との出会い／法医学という仕事

◇学術調査の現場　――　18

歴史上の人物との対面

◇解剖しないと真相は分からない　――　22

外表の検査だけでは真の死因はわからない／死体の取り扱いには地域差がある

◇見えることと見抜くこと　――　27

目撃証言の確実性／いつしか常識の色眼鏡をかけている

◇法医学では、キズは「創」と「傷」　――　31

キズを見抜けず脅された医師／損傷は生前のものか、死後のものか

◇捜査に重要な死亡推定時刻　――　35

現場の環境で変わる死後変化／通り魔事件で有効性を証明／科学的に判断できるものを総合して推定

第二章　小説よりも奇な事件もある　――　42

◇ある赤ちゃんの殺害事件

犬が掘り出した赤ちゃんの死体／キャスパーの法則に助けられる／外科・産婦人科医が違法処置していた／

この事件が法を変える／ヒトはいつから人か／赤ちゃんは母体の一部か、独立した権利があるのか
◇事故につながった変った趣味 ―― 51
意外と多い縛られ趣味の人
◇ぐるぐる巻きにされていた死体 ―― 53
犯人は過去の経験から厳重に縛っていた
◇見えない毒の恐怖 ―― 57
無色の一酸化炭素／ピンクの死斑は語る／他にもある危ない気体／猛毒「青酸」による中毒
◇トリカブト殺人事件 ―― 66
掛けられていた多額の生命保険／難しい毒物の分析／事件を明確にした鑑定人尋問／毒を以て毒を制す
◇酒に関する法医学 ―― 72
感覚を鈍くする飲酒の危険／酒は死ぬこともある危うい文化／「酒をやめなさい」という医師は少ない

第三章 事件・事故の現場から

◇航空機事故現場の法医学 ―― 80
全日空機雫石事故の反省点／日航機御巣鷹山墜落事故現場に急行／死亡時刻推定は相続にからむ／事故現場で重要な三つのこと／悲惨な航空機事故の現場
◇阪神・淡路大震災の現場から ―― 88
最初の報道は死者七人／刻々と増大していく被害報道／想像を超える現場の惨状／生死不明で混乱する被災現場
◇東日本大震災から南海地震、関東大地震 ―― 95
「東日本大震災」が起こった／大きな地震とマスコミ報道／災害の大きさと被害額／予測される南海地震／

関東大震災などの予測
【コラム】死亡時画像診断について

第四章　ＤＮＡ型鑑定最前線～精度の増したＤＮＡ型鑑定とその問題点～

◇科学の進歩と真相究明 ―― 104
ＤＮＡ型鑑定の誕生／ＤＮＡ型鑑定の進歩／日本大学のＤＮＡ型鑑定「実習」／科学者の良心が問われる時代に
◇別人の臓器が提出された不可解な保土ヶ谷事件 ―― 112
警察はただの酔っ払いと判断／同一人物の臓器か否かを鑑定／判定できない異様な標本／検察側鑑定人も別人の臓器とした
◇新しいＤＮＡ型鑑定で逮捕された足利事件 ―― 122
ＤＮＡ型鑑定が問題に／菅家氏の毛髪を鑑定する／マスコミも「これはおかしい」／検察側・弁護側の鑑定人が「犯人のＤＮＡ型と不一致」と結論
◇無罪が確定した鹿児島強姦事件 ―― 134
繁華街で暴行事件／ＤＮＡ型が被告人と違っていた／無罪判決の前に釈放
◇事故車を運転していたのは誰か　宮城犯人隠避事件 ―― 139
運転者は誰か／控訴審で押田証人尋問が認められる
◇科学的捜査を無視する恐るべき事例 ―― 143
試料の扱いに問題がある警察／鑑定書を作成しない警察
◇真犯人は他にいるの声が届かない　姫路郵便局強盗事件 ―― 150

目出し帽をかぶった二人組／提出されていない客観的証拠／『ザ・スクープスペシャル』での報道
◇容疑者以外のＤＮＡ型が検出された　今市事件 ―― 157
警察関係者のＤＮＡ型が混入

第五章　著名事件の真相
◇昼はエリート社員、夜は娼婦　東電女性会社員殺人事件 ―― 164
被害者は一流企業の女性会社員／二度とできないような実験／無視された押田鑑定／
証拠開示を求めても応じない検察／事態を急展開させた鈴木鑑定書／ゴビンダ氏の苦悩
◇死刑におびえた50年間　袴田事件 ―― 176
こうして事件は始まった／「弁護人から依頼されて鑑定／再審開始が決定されるまでの長い道のり／
画期的な判断を下した再審開始決定の内容／先輩裁判官と違う指摘をするには勇気がいる
◇逆恨みによる　秋田弁護士殺害事件 ―― 186
離婚裁判での妻側弁護士を恨んで殺害／国家賠償請求訴訟提起で再現鑑定
◇乳腺外科せん妄事件 ―― 191
胸を舐められた⁉／せん妄とは／せん妄は患者の予後に影響する／左胸から検出されたＤＮＡとアミラーゼ
の謎／手術内容とその後の様子／科学鑑定の問題／第一審裁判／科捜研の検査体制の大きな問題／東京地裁
の判決／控訴審へ

あとがき ―― 217

【参考文献】 ―― 220

第一章　死体との対話

押田を目覚めさせた「今年は豊作ですね」事件

今も身にしみる恩師の教え——科学的実証主義との出会い

高校時代の押田は、文化系科目が得意だったこともあり、将来は外交官か弁護士を夢見ていたが、父から「医学部を受験しなさい」と言われ、東北大学医学部に入学した。

大学に入って間もなくの頃、教養部の図書館で東京大学名誉教授の古畑種基《ふるはたたねもと》先生が書いた『今だから話そう』という本を見つけた。この本によって医学と法学を結びつける「法医学」という分野があることを初めて知った。

押田は学生時代には、奇術研究会のクラブ活動に熱中していたのだが、医学部三年生になって法医学の講義があるのを知り受講することにした。同級生百人の中で講義に出席していたのは押田を含めて五人しかなく、この人数では途中で抜け出すわけにはいかない。

講義をしていたのは村上次男《むらかみつぐお》教授で、言葉を一言一句正確に発し、間違ったときは「失礼」と言って訂正する厳格な先生であった。教授は首を絞めて殺すという行為を、自分の首に紐を巻いてこのようにすればこうなるとか、首を吊るとこうなるというように身をもって示され、非常に印象的な講義内容であった。

※古畑種基
東京大学教授（法医学、1936〜1952年）科学警察研究所所長を務め、科学捜査の研究に寄与。日本の法医学の草分けの一人。

※村上次男
法医学者。東京帝大卒業。東北帝大・東北大教授（昭和16〜41年）。

しかし、その後は法医学の授業に出ないまま、医学部をなんとか卒業し、当時あったインターンのときに、後輩から村上教授が定年になり、弘前《ひろさき》大学からこられた赤石英教授の講義は人気で、早く行かないと席が取れないくらいだと教えられた。

赤石教授の「医療事故」に関する講義を聞いて感動し、自分がやりたいと思い描いていたものは、この法医学の分野なのだと気づいたのである。

ただちに赤石教授を訪ね、押田の思いを伝えたところ、教授は「とりあえず、やってみたらどうですか。たまたま助手のポストが一つ空くので、それでよければどうぞ」と言ってくれたのである。

こうして、昭和四十三年（一九六八）四月から、私は東北大学医学部法医学教室の助手に採用された。

やがて、ある地方の学会に出張することになり、赤石教授が運転する車で、名誉教授になった村上先生と三人で向かい、途中で休憩することになった。秋晴れの中で一面に稲穂が実った黄金色《こがねいろ》の田んぼを見て、押田は「村上先生、今年は豊作ですね」と言った。

この言葉を聞いた村上教授はキッとした表情をして振り返り、「押田君、君のような人は法医学に向いていないから、ただちに辞めなさい」と言ったのである。

押田は、目の前の風景の感想を軽い気持ちで言っただけだった。だが、村上先生から見ると、この法医学の専門家を目指す若い人は、稲穂を手に取ることもせず、目の前の一部の景色のみを見ただけで「豊作ですね」と全体を結論づけた態度に激しく怒っていたのである。

自分が見ている側の稲穂は頭《こうべ》を垂れているのだが、その向こうの稲穂は倒れているかもしれない。隣の田んぼはどうか、隣の地区ではどうかという思いを巡らしていなかったということを、後になって思い至ったのである。

たとえば、橋が渡れるかどうかは検査をして決めるのだが、法医学者としては見えないところに何が潜んでいるかわからないというところにまで思いを至らせ、場合によっては橋を壊して、渡れるだけの素材であるのかまで見てから判断しなさいということだと気づくまで、さらに数年を要した。

押田にとって、この「今年は豊作ですね事件」は、強烈な教訓となっている。学者になった早い時期に「科学的実証主義」を教え込まれたのだと、感謝するばかりだ。

※臨床医
患者に接して診察・治療をする医師。

法医学という仕事

一般の人が医師と言えば、内科医や外科医という臨床医を思い浮かべるだろう。また、解剖《かいぼう》学者や生理学者という基礎医学者の存在を知る人もいるだろう。

※基礎医学
人体の構造や機能についての研究や臨床医学についての基礎的な研究。

あるところで、どんな仕事かと聞かれ、「ホウイガクです」と答えると「珍しいものを研究していますね。ところで当たるのですか？」と言われ「？・？・？……」と感じながらしばらく話をしていると、相手の人は「法医学」ではなく「方位学」と思い違いしていることに気がついた。

このように、押田たちが専攻している法医学や、公衆衛生学などの社会医学の医師がいることを知る人は少ないようだ。

恩師の赤石教授は、「法医学とは、法律に関係のある医学的問題を研究し、応用する学問であり、具体的問題を対象として社会活動をしなければならない…」と、われわれを教育された。

つまり、実際に起こった具体的な問題について、「医学の側からそれを鑑定したり、あるいは問題点を指摘することによって社会活動をする」という点を強調されたのである。

社会で起こるトラブルについて、医学的な判断をすることを鑑定という。殺人事件などの被害者を司法解剖し、鑑定書を作成し裁判に役立てることが一番大切な仕事である。血液型やＤＮＡ型の検査によって親子関係の鑑定をしたり、医師の治療の結果、患者が急死したなどの場合の医療紛争について鑑定することもある。法律的な紛争やトラブルに関する鑑定は、最終的に裁判に反映される。

※方位学
天文学・哲学・自然科学が一体となったもので吉凶や運勢を方角を用いてコントロールすることを研究している学問。

現在、テレビで科捜研《かそうけん》（科学捜査研究所）の所員や監察医《かんさつい》が活躍する番組があり、法医学が事件解決の重要な要素になっていることが一般に認識されてきたかもしれない。

科捜研は、警視庁および道府県警察本部の刑事部に設置される研究機関で、法医学、心理学、文書、物理学、化学の分野がある。研究員は技術職員で警察官ではないため捜査権などはなく、専門知識や技術を応用して犯罪現場から採取された資料などの鑑定を行うのである。

警察は異状死体が発見されると「検視」をするが、日本では警察本部刑事部の検視官等が警察医、医学部法医学教室の医師などに「検案」を依頼する。検視官は解剖は行わず、遺体の状態などを調査・分析し「事件性があるかどうか」を見極めるのである。

「事件性がない」と判断されたが、行政上の見地から死因を明らかにする解剖が必要とされると、監察医務院で監察医が「行政解剖」を行う。

行政解剖の最中に「事件性がある」と判断された場合には、死因や死後経過時間を明らかにする「司法解剖」となる。「司法解剖」は監察医がするのではなく、高度な専門知識を有する大学の法医学教室で法医学者が行うのが一般的である。行政解剖と司法解剖を併せて法医解剖という。

※異状死体

異状死体とは、日本法医学会の見解によれば、医師によって病死であると明確に判断された内因死による死体以外の死体のこと。具体的には、外因死や医療事故による死亡、不詳の死（病死か外因死か判断が下せない死）などが相当する。

※検視

犯罪の嫌疑の有無を明らかにするための刑事手続。刑事訴訟法に基づいて施行され、検視が行われる死亡のことを変死や異状死という。検察官や認定された警察職員（司法警察員）によって、身元確認や犯罪性の嫌疑の有無を調べるために行われる手続き。

三本の矢

法医学の分野で一番大きな役割は、人が殺される、あるいは死亡事故が発生したとき、その遺体を解剖して真相究明を図りたいということである。

次には、医療事故の究明である。病院で診察を受け注射をされた患者が、急に泡を吹いて亡くなったという場合、日頃と変わらず家を出たおじいちゃんが、なぜ急死したのかとなることもある。こういうトラブルの究明が、押田のライフワークともなっている。

もう一つは、親子関係の鑑定である。生まれた赤ちゃんが誰の子だろうか？　通常ではこういうことはないが、女性が数人の男性と付き合っていたという場合に、裁判で誰の子かを決めてほしいとされる。押田たちは裁判所などから依頼されて、血液型鑑定やDNA型鑑定によって、親子鑑定をすることもある。

※DNA型鑑定
第四章参照。

したがって、法医学教室には遺体を解剖するスタッフがいて、専門医師と医師の解剖を補助する人で一つのグループを形成している。また、中毒を研究しているグループがあり、もう一つは血液型・DNA型鑑定に関する研究をしているグループで、この三者が三本の矢となって協力し合わないと、法医学分野での実力を発揮し、本当の真相究明には辿り着けないのである。

学術調査の現場

歴史上の人物との対面

東北大学在任中に、仙台藩主の伊達家三代の墓の改葬の調査を一部お手伝いし、三〇〇年以上前の世界を垣間見ることができた。

伊達政宗《だてまさむね》は、寛永十三年（一六三六年）五月二十四日、満六十八歳で江戸にて亡くなった。遺体は座棺に収められ、江戸から仙台に移動して埋葬されていた。瑞宝殿の再建のための文化財保護委員会の指揮による学術調査で、遺体の調査とともに、埋葬品の調査も重要で、文化人類学者の出番でもあった。白骨を丁寧に観察し、長期間にわたり無言の対話を経験した。

伊達政宗公の血液型は、骨および毛髪の鑑定によってB型と判明した。当時はDNA型はまだ検討もされていない時代であった。

調査には数年かかり、その後改葬され、昭和五十四年に現在の瑞宝殿に伊達家三代で埋葬されている。

昭和六十年（一九八五年）六月に日本大学に赴任して数年後の年末に、大学本

※伊達正宗
出羽国と陸奥国の戦国大名で、伊達氏の第17代当主。近世大名としては仙台藩の初代藩主。幼少時に患った疱瘡（天然痘）により右目を失明し、隻眼となったことから後世「独眼竜」の異名がある。

※瑞宝殿
仙台藩祖伊達政宗公を始めとした伊達家三藩主が眠る霊屋。

部から電話があった。日大創設者である山田顕義《やまだあきよし》伯爵の、墓の学術調査を急遽行うとの話で、東京都文京区の護国寺に埋葬されている山田学祖の墓所整備にともなう日大創立百周年事業であった。

突然の学術調査依頼の電話で十分な準備が整わないうちに、翌日発掘調査の運びとなったため、その一部始終をビデオに収録し、遺体や周辺の埋葬品を医学部に移送して慎重に検査することにした。

この山田学祖の墓所の東側に龍子夫人（大正十一年、六十七歳死去）が埋葬されており、まずそこからの発掘を開始した。夫人の遺体の入った石棺の上部の石を取り除くと木棺が現れ、夫人の遺体はその中で木炭に覆われて仰臥位で白骨になっていた。遺体を木棺から取り出して付着していた土などを洗い流し、写真撮影後に骨の計測をして、頭蓋骨や歯については歯学部法医学教室の竹井哲司《たけいてつじ》教授や小室歳信《こむろとしのぶ》講師（後の教授）などが調査した。木炭や埋葬品など約三十Kgは袋に入れて、後日の調査のため医学部に運び、遺体は当日火葬された。

山田学祖の遺体は地下三・八ｍの石棺におさまっており、夫人の遺体と同じように、あおむけの状態で安置され、木炭が詰められていた。学祖の遺体は茶褐色の毛布で覆われ、頭蓋骨の右側に帽子が置かれ、更に黒い羽織が遺体にかけられていた。

木棺内のものはすべて採取して番号を付け、詳細な調査のために医学部に送っ

※山田顕義
幕末の武士（長州藩士）、明治時代の政治家、陸軍軍人。軍人として新政府に貢献するとともに、近代日本の法典編纂に尽力した。日本法律学校の創立者の一人として特に関わったため、日本大学の学祖とされる。松下村塾に最年少の14歳で入門、最後の門下生。

た。その後、医学部と歯学部の法医学や解剖学の研究者だけでなく、文化人類学、植物学、地質学、服飾学などの五十名を超える研究者や、一〇〇人以上の医学部・法学部学生の協力が得られた。山田家当主の山田顕喜氏の視察も受け、約半年間にわたって学術調査が行われた。

当時の高梨総長より、「死亡時にヒゲがあったか確認してほしい」との要望があり、毛髪関係は一本づつ長さと形状をすべて記録し、ヒゲはあったと判明した。

山田顕義氏は、明治二十五（一八九二）年十一月十一日に兵庫県「生野鉱山」視察中に急死（四十八歳）したとされていた。

死因に関しても諸説あったが、頭蓋骨に五角形の損傷が発見され、骨のX線検査などにより、「何らかの原因による転落死説の可能性が高い」と判断されたが、肺炎説や心臓麻痺説も完全には否定することはできなかった。

これらの学術調査結果は、「日本大学学祖・山田顕義伯爵の墓所整備に伴う学術調査報告書、一九八九年」として、カラーグラビア八頁付きの二〇〇頁を超える調査報告書にまとめ、全国の大学・図書館に配布された。

新宿のデパートで、日本大学創立一〇〇周年記念展示会が開催され、山田学祖の頭蓋骨から復元された像や、当時の精巧な義歯などが展示され、海外から訪れたたくさんの大学の首脳たちの目をくぎ付けにした。

明治の近代国家草創期に、司法大臣を務めた山田顕義伯爵は百年後に後輩との

※文化人類学
人間の生活様式全体（生活や活動）の具体的なありかたを研究する人類学の一分野。

半年間の無言の対話により、多くのものを我々に与えてくれたのである。

慶應義塾大学や早稲田大学の創立者は有名であるが、日本大学の創立者があまり世の中に知られていないのはおかしいとして、もりたなるお氏が『後生畏るべし』を講談社から一九八九年八月に出版した。この本の出版を取り上げた週刊文春グラビア（一九九五年二月二十三日号）がきっかけでとんでもないことになった。

「護国寺本堂の裏手にある学祖の墓地改修の機会に日大が遺体の学術調査を実施したのは昭和六十三年（一九八八）十二月だった。これを指揮したのは医学部法医学教室の押田茂實教授（故人）である。押田教授はかつて仙台の伊達家三代の墓所改葬のさい、政宗をはじめとする遺骸の調査をおこなった人だ。」

この記事を見た全国の方々、特に警察官から問い合わせが法医学教室に殺到して、この記事を知ることになった。早期に死亡した歯学部の竹井教授と誤って、正確な取材をしないで、このような記事になったらしい。早速編集局の幹部が謝りに来たが、それだけでは済まず、編集局長が辞任することになってしまった。

日本大学の山田学祖のことを世の中に知ってもらおうという大義名分とは裏腹に、予想外の展開になることがあることを実感した（一度誤って死亡とされた人は長生きする可能性が高いといわれていると慰められている）。

※もりたなるお
本名：森田　成男。日本の作家・漫画家。警察学校卒業。工夫、農民、警官、海軍軍人などの職を経て近藤日出造に師事、小説から漫画まで手がけた作家。２０１７年90歳没。

解剖しないと真相は分からない

外表の検査だけでは真の死因はわからない

頭から血を流して倒れている人がいると、一般的には事件を思い浮かべるだろう。だが、解剖してみると、病気によって倒れて頭を打ったことで血液が流れていたということもあるのだ。つまり、真の死因は病気で、頭から血液が流れていたのは結果であった。

死因の判定を誤ると、亡くなった人やその遺族に迷惑をかけ、生命保険など各種保険にも大きく影響し、場合によっては被害者の正当な権利を阻害しかねないことになる。

かつて、慶應義塾大学医学部法医学教授であった柳田純一《やなぎだじゅんいち》先生は、大学で司法解剖をするかたわら、東京都監察医務院で非常勤の監察医も担当し、一万体におよぶ死体を解剖した大ベテラン医師である。

柳田教授は、死体を外から検案したときに「これは病死だろう」とか「予想できる死因はこれだろう」とノートに記しておき、実際に行政解剖して判明した死因の結果と照らし合わせると、誤診率が四〇%近くもあり、予想死因が大幅に外

※柳田純一
法医学者。慶應義塾大学卒業。埼玉医大教授、慶応義塾大学教授（法医学、昭和61～平成12年）、書家としても有名。

※東京都監察医務院
東京都23区内で発生したすべての不自然死（死因不明の急性死や事故死など）について、死体の検案及び行政解剖を行い、その死因を明らかにする仕事をしている。戦後に設置され、年間一万人を超える多数の死体を扱っており、２０００体を超える行政解剖を施行している。

れていたというのである。

同僚の監察医の成績を調べてみても、ほぼ同じ結果であったということである。柳田教授のような大ベテランといえども、外表の検査だけでは真の死因に迫ることができないという重大な警告だ。

死体の取り扱いには地域差がある

日本では一年間に約百数十万人の人が死亡している。病気によって、病院で医師に看取られながら死亡する「自然死」の人が圧倒的に多いが、約一割の十数万人くらいは不自然死、いわゆる異状死とされている。つまり、自殺、他殺、事故死などである。

このような不自然死の死体を外表から調査するだけでは、詳細がよくわからない場合があり、そのようなときには死体を解剖する必要がある。

解剖は大きく三種類に分かれる。一つ目は「正常解剖」で、大学医学部の学生が身体の仕組みを勉強するために、献体された遺体を医学部の施設で解剖するものである。

二つ目は「病理解剖」で、病気により病院で亡くなった人について、それが診断通りであったのか、治療は適切であったのか、診断されていない病気が隠されていないか、その病気の広がりは……といった点を究明するために行う解剖である。

三つ目が「法医解剖」である。法医解剖は「司法解剖」と「行政解剖」に大きく分かれる。「司法解剖」は、犯罪死体やその疑いのある死体に関し、検察官や警察署長の嘱託《しょくたく》を受け、さらに裁判官の「鑑定処分許可状」を得て、通常は法医学の教授、准教授などの学識経験者が大学で行う解剖である。

犯罪の疑いはないのだが死因が分からないとか、伝染病が流行していないかを調査するというような目的で、真の死因を究明するために行われる「行政解剖」は、死体解剖保存法第八条に基づいて行われている。

ある年、京都市の路上で、近くに住む無職の男性（当時四十七歳）が死体で発見された。死体は酒臭く、ウイスキーのビンを抱いていたことで、死体を調べた警察は解剖をしないで、肝硬変などによる急性心不全と判断して処理していた。

ところが、三年経ってから、死亡した男性とアパートで同居していた男女四人による、保険金目当ての犯行であることが判明したのである。

四人は被害者に大量のウイスキーを飲ませ、泥酔した被害者を殺害して、ウイスキーのビンを抱かせて路上に放置し、病死に偽装していたのだ。このような特異な事件は、滅多にあるものではないが、犯罪の疑いがないと判断された死体で、死因がはっきりとしないという場合には、その取り扱いには日本全国で差がある

※鑑定処分許可状
司法解剖に先立って、警察側からは鑑定人に対して、必ず〈鑑定処分許可状〉が提示される。これは、裁判官の発行するもので、鑑定人と死体とを特定のうえ、鑑定の目的で死体解剖を行うことを許可する令状。

のだ。

　異状死体に対する「司法解剖」は日本全国をカバーしている。だが、「行政解剖」を行う監察医制度は本来は全国で実施されるべきだが、平成三十年（二〇一八）現在、監察医制度が正常に機能しているのは東京二十三区、大阪市、神戸市のみである。京都市と福岡市は、戦後まもなくは行っていたが、その後は中止してしまった。横浜市も平成二十七年に廃止されている。名古屋市では一部しか施行されていない。

　監察医は変死体などを調査する専門家である。監察医制度がある地域では、監察医は監察医務院に所属し、それ以外の地域では大学の法医学教室がそれに準じて「承諾解剖」を行っている。

　平成二十五年に施行された、「死因・身元調査法」に基づいて、現在では死因を究明するために、日本全国のかなりの地域で、遺族の承諾による「承諾解剖」が、大学の施設や病院の解剖室を用いて行われるようになった。

　そうした状況の中で、臨床医の中から指定された警察協力医などが、死体を外表から見て検査する（死体検案）だけで、死体検案書を作成しているケースが多い。専門医が解剖しないで処理されている遺体の数は、年間に十万体を超えるとされている。したがって、急性心不全とか老衰などが死因にされるケースが多い。

　だが、柳田教授が調査した誤診率からも、解剖すれば判明したであろう真の死

※死体解剖保存法第八条
第八条　政令で定める地を管轄する都道府県知事は、その地域内における伝染病、中毒又は災害により死亡した疑のある死体その他死因の明らかでない死体について、その死因を明らかにするため監察医を置き、これに検案をさせ、又は検案によっても死因の判明しない場合には解剖させることができる。但し、変死体又は変死の疑がある死体については、刑事訴訟法第二百二十九条の規定による検視があつた後でなければ、検案又は解剖させることができない。
2　前項の規定による検案又は解剖は、刑事訴訟法の規定による検証又は鑑定のための解剖を妨げるものではない。

因との間に、かなりの差が生じているど推定できるのである。

そういう点では、日本は本当に先進国だろうかと疑問を持つ。異状死体の解剖率を一つの目安とすれば、先進国では異状死体を一〇〇％近く解剖している国もあり、最低でも三〇〜四〇％解剖している。

ところが、日本では東京で一四％、その他の地域でも数％しか解剖していない。日本の九〇％ほどの地域では、法医学の専門家がチェックできない状態で、火葬にしているのだ。

昭和五十三年（一九七八）に、押田の師である赤石教授が日本法医学会理事長をされ、日本の警察幹部やその他の人たちに、こういう分野に関する手当の増額を陳情しに行き、押田も庶務幹事として同行したが、鼻であしらわれた体験もある。

最近では、いくつかの大きな事件をきっかけに、徐々に異状死体の解剖の少なさが注目されてきたが、押田も定年になってしまった。今になって、解剖数を増やそうという声もあるが、実際には誰が解剖するのだろう。

法医解剖をするということは、ただ人体を解体するのではなく、そこには専門的な知識と訓練が必要であり、五年、十年、二十年と専門家のところでの修練が必要だが、教える人が底をついている状況で、どのように次世代を育てることができるのだろうか。

※死体検案書
医師が人の死亡事由などについて記した書類のこと。死亡診断書と同等に死亡を証明する効力を持つ。実際に検案した医師のみが死体検案書を発行できる。死亡診断書と異なり、歯科医師は死体検案書を発行できない。

見えることと見抜くこと

目撃証言の確実性

物が見えるかどうかは視力で判断する。視力は眼科医が専門だが、法医学者は物をどのように見ているのか、どのように見えているのかを考えねばならない。つまり、そこにある「モノ」は何であるのかを分析して総合的に考察し、その真相を究明するのである。

科学が進歩して、より微細に、より正確に分析できる機器が発達しているが、現実には真相に肉薄できているかどうかが問題である。

会社員二人が、側溝に脱輪した車を見かけ、手助けして車を道路に戻してやった。ところが、車を運転していた人は、礼も言わずに、そのまま走り去ってしまった。その後に、その近くで死体が発見され、この車の行方が注目されることになった。

二人の会社員は、「トヨタ製のカローラ」に似ていたと証言したので、トヨタ車が捜査の対象とされた。その後に容疑者が逮捕されたが、容疑者の供述によれ

※目撃証言
事件や事故などの出来事を目撃した者が、記憶に基づいてその出来事について法廷で説明することを指す。裁判では、この証言が証拠として採用されるが、その証言には犯人の識別や出来事の詳細な説明が含まれる。

ば、車に死体を乗せ現場近くで脱輪したため、あわてて遺体を山の中に捨て、車に戻ったところで急に声をかけられたので、仰天したということであった。

結局、車を道に戻してもらって逃げたわけだが、使用していた車は何と「日産のラングレー」だった。会社員の二人は自分でも運転しているというので、証言の信頼性は高いと思われた。しかし、結果的に目撃情報が間違っていたのである。

同じような現象が、平成四年（一九九二）に、杉並《すぎなみ》区の医師が誘拐された事件でも発生している。誘拐された医師自身の記憶情報によって、逃走車両は「日産のローレル」として捜査していたが、実際には「トヨタのカムリ」だった。

事件が起こったときに、目撃者がいれば捜査の大きな助けとなる。最近では、各警察署に似顔絵作成の得意な捜査官が配置され、目撃情報をもとに似顔絵を作成して手配している。実際に手配した似顔絵とそっくりな人が捕まることもあるが、世の中には似ている人が別にいる可能性があるという事実を忘れてはいけない。

防犯カメラを見た人の証言で、この人が犯人に似ているとして誤認逮捕されたり、あるいは十分なアリバイ捜査を怠ったりしがちである。人が目撃したとする記憶は、果たして本当に信用できるのであろうか？

いつしか常識の色眼鏡をかけている

人はそれまでの生活に基づいて、常識的なことを疑わずに生活している。たとえば、トランプのハートは赤であると確信しているが、トランプのハートを赤と決めたルールはない。また、トランプの数字は1から13までと思っているが、押田がスペインで入手したカードは四十枚が一組で、1から7まではあるが8と9がなく、10・11・12まではあり、13がない。また、丸いカードや、数字が15まであったり、27まであったりするカードもある。

自分だけの常識で解釈をして、犯人像を勝手に思い込むことは実に危険である。下着泥棒にあった若い主婦は、「こんな事件を起こすのは、悪そうな顔の人に違いない」と思い込みがちだが、捕まった犯人は、俳優のようなイケメンだったこともある。

知らず知らずのうちに、自分自身で「色眼鏡」をかけていることに気付かねばならない。知識人や専門家の間にも、こうした傾向は見られがちなのだが、鑑定人はとくに色眼鏡をかけていないかどうか、たえずチェックしてみることが大切である。

通常では事件など起こらないと安心して生活しており、物事に注目しているようでも、現実には詳細は記憶していないものである。事件や事故の真相究明に関する講演の途中で、最初に紹介してくれた進行係のネクタイの色を尋ねてみると、答えはさまざまとなる。「このように目撃者の証言は、ばらつくのですよ」と言うと、聴衆は納得する。

したがって、事件や事故の当事者や目撃者の証言のうち、はっきり目撃した部分と、あいまいな部分とを、しっかり分けなければいけない。

たとえば、色についても、夕方から夜になると、濃い紺色などは黒に見えてくる。本人が気づいていない色眼鏡をどれだけ排除できるか否かが、真相究明にあたる捜査担当者に求められているのである。

人の死に方はさまざまだ。事件や事故で突然に死亡した人が、何を言いたかったのか。

あるいは、どのような内容を遺したかったのかを、遺族も知りたいと思うだろう。死んだ人は語ることはできないが、異状死をした多くの人を専門家が検討することで、その死者が言わんとしていることや遺していることを、代弁してあげられないか。

押田は「死人に口あり」と思いながら、鑑定あるいは再鑑定をしているのである。

法医学では、キズは「創」と「傷」

キズを見抜けず脅された医師

人体に与えられた損傷は、一般的には「キズ」と呼ばれるが、法医学分野では形態によって「創《そう》」と「傷《しょう》」に分けている。

創とは、組織の連絡が切れたものをいい、パックリと皮膚が開いたものである。傷とは、腫脹《しゅちょう》（腫れている）や陥凹《かんおう》（凹んでいる）とか、歪むなどの形の変化があり、傷口が開いていないものをいう。

法医学では創や傷の区別が成傷器を推定したり、損傷のできかたを判別する重要なポイントとなる。法医学では、刃のあるものを刃器《じんき》と呼び、刃のない硬いものを鈍体《どんたい》という。刃器の引き切りで生じるものは「切創《せっそう》」で、鈍体の打撲で生じるのは「挫創《ざそう》」である。重い刃器での押し切りによる「割創《かっそう》」は、切創と挫創をあわせた損傷に似た場合があり、下に骨があると骨に創を生じていることもある。

ある夜間救急病院に「酒を飲んでいて椅子から落ち、額にケガをした」と、男性が担ぎ込まれた。

※成傷器
死体や生体の損傷を作った原因となる物、いわゆる凶器。

◆創の模式図

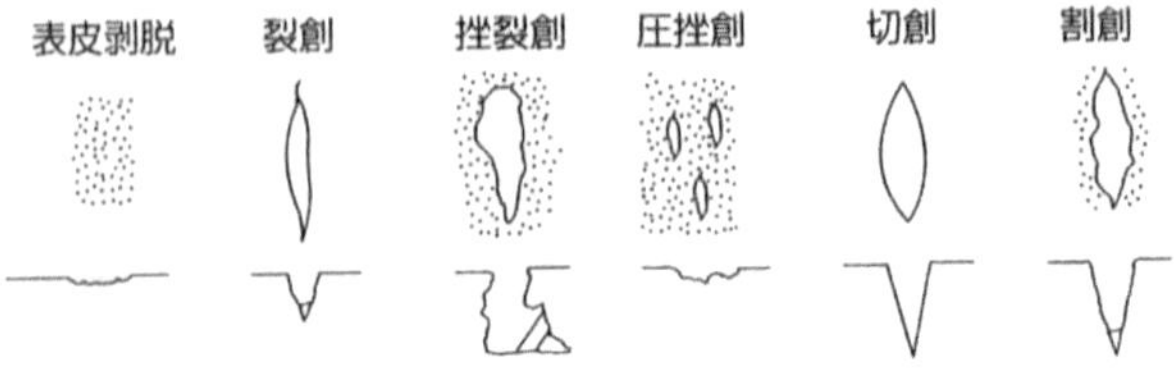

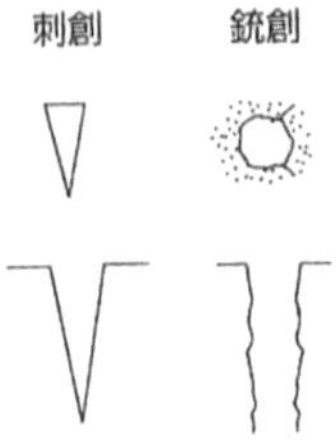

◆損傷の部位の名称

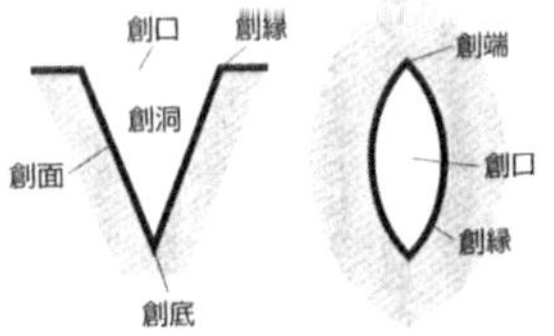

医師は患者の言い分をカルテに書き、そのキズの治療を行い、かろうじてわかる程度の損傷痕を残して治癒した。

だが、その頃から患者の関係者が病院を訪れ、「刃物で切られたものと、椅子から落ちたキズが見分けられないで、お前はヘボ医者か！」と脅してきたのである。どうやら、そのキズは刀によるものだったようだ。

喧嘩《けんか》などでキズを負った場合、状況によっては保険が適用されない場合もある。損害保険や生命保険の給付を受けるため、医師に偽った診断書を作成して欲しいと頼んでくることもあり、キズがどういう性質のものかを判断するのは、非常に重要なことだ。

近年では、暴力団組織から抜けたいと希望する人もいて、その場合に小指がないとなると、一般社会への復帰の障害になる。

こうした場合、形成外科の医師が手の小指と似た足の指を移植することもある。このように切断した指を復元したり、切断された指先を、止血したり縫合するのは治療行為である。だが、何かの償いに小指を切断して詫びることになった暴力団員に頼まれ、医師が切断するなどは違法なのである。

事故などで切断してしまった指や手は、清潔なビニール袋に入れて、氷水などで冷やし、数時間以内に専門医療機関に運べば、接着も可能とされている。

損傷は生前のものか、死後のものか

生きている人に損傷が加えられた場合には、出血したり、傷口が開いていたりする。骨折をしていたりすると、脂肪が吸引されて全身に運ばれ、肺臓に脂肪塞《そく》栓《せん》をまねく場合もある。これを生体反応とか生活反応と呼ぶ。

死体に損傷を加えるなどの、生活反応がない損傷は、パックリと開かないし、組織内に出血が見られない。生きている人に加えられた損傷も、ただ縫合すれば

※脂肪塞栓
脂肪細胞が血管を塞栓させて起こる病気。骨折時に起きやすい。通常、受傷後12～48時間後に発症する。

よいというわけではない。汚れた凶器の場合には、細菌感染を起こす可能性もあり、傷口をもう一度切り直したり、清潔にした後で縫合せねばならない。

　銃器から発射された弾丸が、急速に身体に入ってできたものを「銃創《じゅうそう》（射創）」といい、この場合には射入するスピードが速いほど、身体への損傷が大きくなる。司法解剖する銃創は、暴力団関係者の抗争や狩猟での暴発事故が多く、銃身を人体に接して発射した「接射」では、熱せられた銃身で火傷《やけど》が残るケースがある。「近射」では火薬粉粒や煤《すす》が射入口周辺の皮膚に付着している。「遠射」の場合にはピストルなどの口径にもよるが、実際の射入口は一般的な認識よりも小さく、経験が少ない警察官が錐《きり》によるキズと誤認したこともあった。

　ある暴力団組長が、対立する組織の組員からピストルで撃たれ病院に運ばれ、司法解剖をすることになった。

　事前に受けた説明では、組長は胸を刺されたと言っていたが、病院関係者を説得してレントゲン写真を撮影すると、左前胸部から入った弾丸は、左肺を貫通して背中側の肋骨《ろっこつ》に当たり、立派な背中の刺青《いれずみ》の直下の皮膚で留まっていた。銃から発射された弾丸には、その銃独自の線条痕が残されているので、発射されたピストル等を特定することができる。また、発射した人の手指には、火薬の一部が付着しているので、硝煙反応の有無が鑑別するポイントになる。

※線条痕
銃の銃身の内側にらせん状の溝を施された銃から発射された弾丸について、銃身内の溝のあと。線条痕から、発射された銃を特定することができる。

※硝煙反応
銃を発射した際に手や着衣などに付着した硝煙を検査するために、ジフェニルアミンで紫色に発色させるなどの化学反応。鑑識法の一つとして犯罪捜査などに用いる。

捜査に重要な死亡推定時刻

現場の環境で変わる死後変化

「殺人死体」というと、一般の人たちは「死因は?」「凶器は?」となるだろう。またドラマや小説では、ヨレヨレの白衣を着た医師が「死因は……」となるのだが、犯人が定かでない路上殺人のように死亡時刻が判明しない事件では、最初にやらねばならないのは、警察官による現場保存と死亡時刻の推定である。

人は死亡すると徐々に体温が下がり、瞳孔《どうこう》が拡大して、皮膚や粘膜が乾燥してくる。そして眼の角膜は混濁《こんだく》し、眼圧は低下する。重力のかかっている方向に血液が移動し死斑《しはん》が出る。徐々に各関節に死後硬直がはじまり、さらに時間が経過すると腐敗が見られるようになる。これらの死後変化の様子を観察し、現場の気温や風速、着衣の状況等を見て、死亡時刻をさかのぼって判断するのである。

しかし、太っているとか痩せているとかで誤差もあり、おおよその判断はできても、正確な時刻を推定するのは非常に難しいことである。

われわれ法医学者にとって、死亡時刻を科学的に客観的な数値で推定できない

※角膜
目を構成する層状の組織の一つであり透明である。最も外界に近い部分に位置する。

※死後硬直
死体の筋肉が硬化する現象。

ものかというのは、長年にわたる大きな課題であった。

押田の恩師である赤石英教授が、死亡時刻を詳細に検討して、深部体温としての直腸の温度に注目した。現場で発見状況をあまり変化させないで、亡くなった人の直腸の温度を三十分おきとか一時間おきに測定する。

縦軸を温度、横軸を時刻としたグラフに、その温度を記入し自在定規で滑らかな実線にしていった。死因や肥満度、外気温などの数値を参考にして、経験と勘によって自在定規の傾きを変えるのである。

こうして、通常の死体の直腸温度の平均である三七・二℃の横線と交わる時刻を読み取り、この時刻を推定死亡時刻としたのである。これを直腸温降下曲線法という。

これには、赤石教授が弘前大学の教授時代に立ち会った、小料理店の女将の絞殺事件が契機となっていた。

直腸温降下曲線法（赤石）

1，死体の直腸温を測定し，グラフ用紙にプロットする。

（縦軸に温度～1℃を1cm，横軸に時刻～1時間を1cm

2．曲線を自在定規で滑らかに実線で結ぶ。

3．死因・腰回り（肥満度）・外気温などにより自在定規の傾きを変えて，点線で左上へ伸ばす（外挿する）。
～カンピュータ！！

4．死体の直腸温の平均の37.2℃の横軸と交わる時刻を読み取る。～この時時刻が死亡推定時刻である。

女将の死体は、午前八時頃に浴衣を着て寝床で発見され、毛布と中厚手の布団が掛けられており、背部には著しく死斑が現れ、死後硬直は全身に強く出ていた。当日、午後二時の解剖開始時での直腸内温度は三二℃で、これをドイツのミュウラーの表に照らし合わせると、死後六時間となり、死体発見時に死亡したということになった。また、日本人の死後経過時間と直腸温度降下度の平均値の表である斉藤・平瀬の表からすると、死後四時間とされて死体発見後に死亡したことになる。

どちらの方法でも矛盾する結果が出た。後日、二十二歳の男が検挙され、犯行時刻は午前二時ごろと自供した。

赤石教授は動物実験を重ね、直腸温降下曲線を描いて、死亡時刻を推定する研究に没頭していった。

ちょうどデジタル体温計が出回ったことで、体温測定の読み取りの誤差がなくなり、かなり正確な推定ができるようになったのだが、あくまでも勘によって自在定規の傾きを変えるなど「カンピュータ」に頼っていることでしかなかった。

その当時、入局した若い後継者たちが大型コンピュータを使用して、客観的な数値でそれを証明するように改善し、グラフに表示できるように改良していった。

この方法を、ドイツのデュッセルドルフで開催された国際法医学会で発表したところ、各国からものすごい反響を得たのである。

日本のいくつかの警察でこの直腸温降下曲線法が熱心に取り入れられている。だが、現在でもこれより優れた方法が発見されていないのだが、根拠もなく批判的な人もいて、日本全体ではまだ確実には行われていない。

通り魔事件で有効性を証明

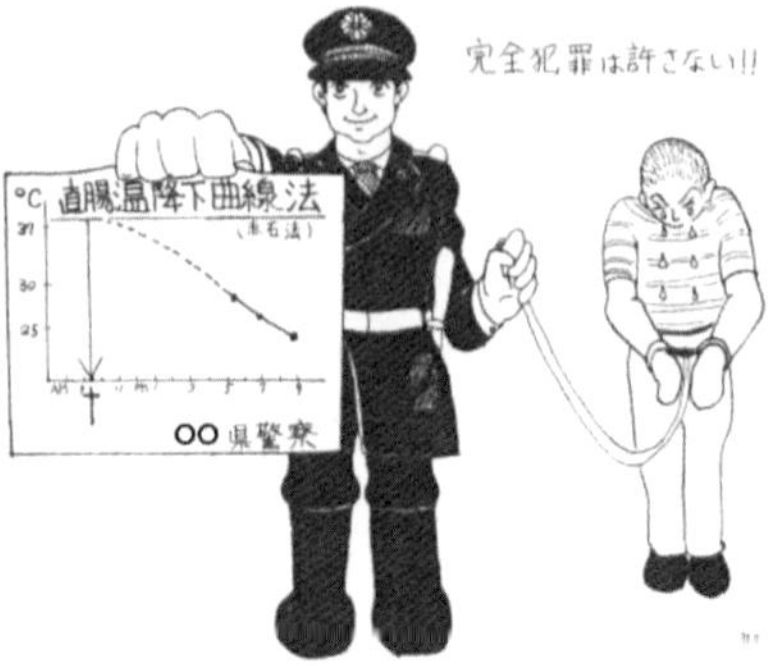

帰宅途中の二十歳の女性が、通り魔に襲われて道路脇で殺害された事件があった。直腸温降下曲線法により午後七時頃に殺害されたという結果が推定された。

翌日の解剖で死因は多数の刺創とわかり、その翌日に押田は赤石教授と一緒に現場に赴き、詳細に観察した。まだ大きな血痕が残って殺害状況が実感され、周辺の詳しい検証をしていた。

そのとき、現場近くにあった物置小屋から、突然にパンツ一枚の男が逃げ出したのである。近くにいた人たちが追いかけて、容疑者である十九歳の青年が逮捕された。

取り調べの結果、若い女性を襲って、凶器のナイフで殺害した時刻は、午後七時十分頃とされ、赤石教授の推定とほぼ一致していた。

犯人は、犯行後二時間にわたって逃げ回っていたが、肥溜《こえだめ》に落ちたために着衣を脱ぎ捨て、さらに逃げて物置小屋に潜んでいたというのである。その小屋は犯行現場のすぐそばだったが、そうとは知らずに舞い戻っていたのである。

この事件で、赤石教授の直腸温降下曲線法の実用性は警察によって実証されたのである。

※軟部組織
体を構成する組織のうち、内臓などの臓器や骨を除いた部分の組織を指し、表面の皮膚の下にある真皮と呼ばれる部分や、さらにその下の皮下組織や筋肉などが含まれる。

科学的に判断できるものを総合して推定

死亡時刻を推定するのに、遺体の外部所見だけで判断しているわけではない。たとえば、カレーライスを食べた時刻がわかれば、カレーライスの人参やじゃがいもなどの具材が胃や小腸のどのあたりで確認されるかを見ると、およその食後時間が推定できるのである。

しかし、平均的な消化の程度がわかっていても、消化する能力は、どのような状況であったかによっても、個人差によってもかなり変化することもわかっているので、参考にはなるが、重要な決め手になるというものではない。

現場で発見された遺体の、周辺を丁寧に観察することによって、ある程度の客観的なものから、その遺体が語ろうとしている一部を読み取ることも必要である。

ある港町の居酒屋で、酒を飲んでいた人が、トイレに行くと言って店を出たが、一時間たっても帰ってこない。一緒に酒を飲んでいた客たちが探したところ、海中で死体になって発見されたのである。

死体を引き揚げてみると、びっくり仰天した。身体は何ともないのだが、頭部と顔面がすっかり白骨になっていたのである。

常識では想像もつかないが、おそらく海の生物のなかのある種のエビ類、あるいはウミホタルのような生物が、短時間のうちに衣類が覆っていない人体の軟部組織を蚕食《さんしょく》してしまったのであろう。

※ウミホタル
ウミホタル科ウミホタル属に属する甲殻類。体長3㎜程度でメスがやや大きい。夜行性で、青く発光する。日本の太平洋沿岸に幅広く生息。日本沿岸に生息する発光性介形虫としては最もメジャーな種である。

第二章　小説よりも奇な事件もある

ある赤ちゃんの殺害事件

犬が掘り出した赤ちゃんの死体

昭和四十二年（一九六七）に押田は東北大学医学部を卒業した。当時は一年間のインターン制度があり、それを終了して法医学教室の助手になり、先輩の指導を受けながらいろいろな事件の死体を解剖していた。

数年経過して、五月の連休に旅行に行こうと、玄関を出ようとした矢先に、警察から「お休みのところ申し訳ないですが、田舎の方で赤ちゃんの死体が発見されたので、司法解剖をお願いしたい」と電話があった。

急いで教授や先輩に連絡をしたが、連休のために誰とも連絡が取れない。当時は携帯電話がなかった。しかたなく押田一人で、警察の方と一緒に大学で解剖をすることになった。

赤ちゃんの死体を発見した人によると、犬を連れて山菜採りに雑木林に行ったところ、犬が大きな木の根っこあたりを掘りはじめ、段ボール箱に入れられた赤ちゃんの死体が出てきたということであった。

赤ちゃんは臍《へそ》の緒《お》を付けたままであったが、臍の緒の先端は糸で結ばれて刃物のようなもので切断されており、医療関係者の関与が感じられる手慣れた処置がなされていた。

そこで、この地方を徹底的に調べれば、この処置をした医療関係者が割り出せるのではないか、として解剖を終了した。

満期安産の赤ちゃんは、普通は髪の毛が二㎝くらい伸びているが、この赤ちゃんはちょっと短い。身長も頭の周囲もちょっと小さく、腐敗によって減っているかもしれないが、体重も成熟児よりは軽いので、妊娠九カ月末から十カ月はじめと推定した。

※満期出産
慣用的妊娠継続期間で測って少なくとも39週を経た分娩。正常期間に満たずに終わる妊娠は早産 または早期出産と呼ばれ、このような出産による子供を早産児と呼ぶ。

※成熟児
母胎内で10か月を経過し、胎外で生活できる状態に発育してから出生した新生児。体重約3000g、身長約50㎝程度。

キャスパーの法則に助けられる

連休が終わって大学に出勤すると、警察の人が待ち構えていた。彼はニヤニヤと笑っており、何とも嫌味な態度である。さらに意地の悪そうな口調で「先生、先日の赤ちゃんの死因は何でしたっけ？」と話しかけてきた。

「少し腐敗していてはっきりしませんが、窒息だと思いますよ。検査して最終的に判断します」と答えると「先生は、死後どれくらいと言いましたっけね？」と突っ込んでくる。

「少し腐敗しているので、まぁ、一週間というところでしょう」「間違いないですか」「まぁ、それくらいでいいと思いますよ」というやりとりがあった。

そして「赤ちゃんの母親がわかりました。ところが赤ちゃんは二カ月前の三月に死んでいますよ。どうして先生、死後一週間なんですか?」と、押田をいかにも程度が低い学者であるように、追い打ちをかけてきたのである。

「エ～。ちょっと待ってください(困ったなぁ)。確かに三月に死んでいるのですか。ウゥ～ン」と、押田の目は宙を泳いでしまった。

だが、「キャスパーの法則を知っていますか」と、逆襲の糸口を見出すことができた。キャスパーの法則では、空気中で一週間の死体の腐敗変化は、水中では二週間に相当し、土中にあった場合には八倍の期間に相当するというものである。

これを警察官に説明し、「私は赤ちゃんの死後変化を見て、空気中では一週間としたのですが、実際には土中にあったから、その八倍の八週間です。つまり二カ月前ですから、ぴったり合っていますね。私の鑑定は間違っていませんよ」と説明した。キャスパーの法則に窮地を救われたのである。

※キャスパーの法則
「空気中に置かれた死体の腐敗の進行度を一とすれば、水中死体の腐敗度は二倍遅くなり、土中に埋めた場合は八倍遅い」という法則。

外科・産婦人科医が違法処置していた

その後の捜査により、事件の事実を警察官が教えてくれた。この母親はすでに夫を亡くしており、飲食店に勤めて三人の子どもを育てていた。だが、夫がいないのに妊娠してしまい、悩んでいるうちに中絶可能な当時の妊娠七カ月が過ぎ、腹部が目立つようになってきた。

転々と産婦人科医を訪ねて、何とかして欲しいと頼んだが、妊娠八カ月を過ぎた中絶は、当時の厚生省通達に違反すると断られた。何でもしてくれると噂のある外科・産婦人科医を訪ね、赤ちゃんの処置を懇願したのである。

押収された医師のカルテを見ると、この医師は赤ちゃんの身体に麻酔薬を注射して窒息死をさせ、帝王切開で赤ちゃんを取り出して死産としていた。たまたま母親に子宮筋腫《しきゅうきんしゅ》が発見され、その摘出手術も行って、卵管結紮《けっさく》をして妊娠しないようにし、腹部を閉じたと書いてあった。

妊娠八週（三カ月）以降に人の外観となり、胎児と言われる。それ以前の受精卵は人の外観を完全には示さず、胎芽《たいが》やエンブリオと言われる。

現在の日本では、受精卵や胎児は「ヒトとなるモノとして尊重されるモノ」と判断されている。妊娠十二週（四カ月）以降の赤ちゃんの死産は、届け出が必要である。

実際には妊娠九カ月を過ぎていたので、死産証書は、妊娠八カ月の八の字をインク消しで消し、当時の合法内の七と修正していた。だから紙を透かすと八の字が見えたのである。

この母親は、帝王切開をしたため、入院せねばならないため、妹を呼んで赤ち

※帝王切開
子宮切開によって胎児を取り出す手術方法。

※卵管結紮
女性への避妊手術で、女性の卵管を糸で縛ってしまう方法。卵管は卵子の通過路なので、卵管を縛る事で卵子の卵管の通過を防止し、妊娠をしないようにするもの。

やんの死体を入れた段ボール箱と、違法な死産証書を渡して共同墓地に埋めるように頼んだのだ。

この時、妹が姉の指示通りに火葬して埋葬していたなら、この事件は闇に葬られていたのだろう。だが、妹は自分の家の近くの雑木林に埋めてしまったので、違法中絶が明るみに出ることになり、その後人工妊娠中絶時期の法律論にまで発展したのである。

この事件が法を変える

人工妊娠中絶とは「胎児が母体外において、生命を保続することのできない時期に、人工的に胎児およびその附属物を母体外に排出することをいう」とされている。

胎児が母体外で生命を存続できない時期は、それまでは妊娠八カ月未満とされていた。

だが、この事件が契機となって、妊娠八カ月未満とするのはおかしいという情勢になり、ＷＨＯの勧告もあって、妊娠満〇カ月という「満」と「数え」の表現はわかりにくく誤解を招くとされ、週数で計算されるようになった。

古くから妊娠期間は十月十日《とつきとうか》とされるが、そこでは一カ月を二十八日としてお

※ＷＨＯ
世界保健機関、人間の健康を基本的人権の一つと捉え、その達成を目的として設立された国際連合の専門機関（国際連合機関）。

※十月十日
日本における妊娠期間の俗称。

り、三十九週末から四十週はじめが満期産、成熟児となっている。

現在では医学の進歩によって、掌に乗るような七〇〇ｇほどの小さな赤ちゃんでも、立派に育つようになった。そうなると、手足が動くように成長した胎児を中絶してもいいのかという議論にもなったのである。

昭和五十一年（一九七六）には、胎児が母体外で生命を存続できない時期は「妊娠二十四週未満」となり、平成二年（一九九〇）三月の通達によって、現在では「妊娠二十二週未満」になっている。

胎児を麻酔薬で殺害した医師は、殺人の疑いはもちろん、虚偽診断書作成の罪が問われることになる。母親は、妊娠中絶ができる時期を過ぎていると知りながら、違法な中絶を懇願したことで、堕胎《だたい》罪や死体遺棄罪になり、妹は死体遺棄罪にあたるのである。

この事件をマスコミが取り上げ、医師の名は全国的に報道され、母親の女性も新聞などでは仮名になっていたが、その地方では知らない人がいない状況になっていた。

母親の胎内にいた段階で注射により殺害されており、殺人とするには微妙な問題であった。看護師の証言や、多くの証拠も残っていたが、すでに医師もその女性も社会的な制裁は受けており、あえて刑を科す必要があるかが考慮され、最終的に起訴猶予になったということである。

※虚偽診断書作成等罪
医師が、公に提出する診断書や死亡診断書などに虚偽の記載をする罪。

※堕胎罪
女性が自身の胎児を母体内で殺し、流産させる罪。医師が母体保護法に基づいて行う中絶は罰せられない。

※起訴猶予
不起訴処分となる理由の一つで『犯人の性格や年齢及び境遇、犯罪の軽重及び情状並びに犯罪後の情況』を考えて、「起訴をすれば有罪は確実だが、罪が軽い・反省している・被害者と示談により和解している」などがあれば、起訴されないこと。

ヒトはいつから人か

人の「生」は、厳密には民法と刑法では少し違う。民法では赤ちゃんが母体外にすべてが現れたときに人とみなす「全部露出説」が採られている。

また、民法では、胎児は出生によって権利能力を取得するとされており、胎児が母体から生きて出産したのか、あるいはすでに死亡した状態にあったのかによって、相続上では異なった結果が生じるのである。

胎児に相続権が発生するためには、その赤ちゃんが生きて生まれたという事実が必要である。つまり、赤ちゃんが生まれてオギャーと泣き、その声を周りの人が確かに聞いたとなれば、生きて生まれたという証明になるように、赤ちゃんが独立して呼吸することで生きていたと考える「独立呼吸説」が採られている。

一方、現行の刑法では「一部露出説」が採られ、早く人として認めようとしている。したがって赤ちゃんが一部露出した段階で加害行為があり、死に至らしめた場合にも殺人罪が成立するのだ。

事情があって病院で出産できず、一人でこっそりと出産したという場合には、その赤ちゃんが生きて産まれたのか、それとも死んで生まれたのかによって、民法の相続問題と同時に、刑法の問題も起こってくるのだ。

死んで生まれた赤ちゃんの肺臓は水に浮かばず、生まれて呼吸をした肺臓は空

※一部露出説
「胎児の身体が母体の外から見えた時点（一部が露出した時点）」を、法的な「人の始期」とする説。

気が入っているので水に浮かぶ。そこで、赤ちゃん誕生時の生死の判定をする場合、肺臓全体が水に浮かぶかどうかを見る。そして、肺臓全体が沈んだ場合には、一部を切り取って、それが浮かぶかどうかを見る。一部は浮かぶが一部は沈むとなると、呼吸をしていた時間が短いとわかるのである。

新生児は、呼吸をすると同時に胃や腸の方に空気を飲み込むので、胃や腸の各部分を糸で結んで摘出し、水に浮かべてみる。そうすると胃だけが浮くとか、小腸まで浮く、あるいは大腸まですべて浮くかを観察する。それによって生存していた期間が、ある程度は推測できるのである。

赤ちゃんには臍の緒があり、その臍帯《さいたい》が刃物で切られているのか、爪を立てて引きちぎっているのかは切断面を見ればわかり、生まれた直後の赤ちゃんがどのような状況にあったかが推測でき、非常に重要なポイントになっている。

※臍帯
いわゆる臍の緒（お）と呼ばれるもので、胎児と胎盤とを繋ぐ白い管状の組織。

赤ちゃんは母体の一部か、独立した権利があるのか

生まれた赤ちゃんは人としてあつかわれる。現在では母体保護法によって、人工妊娠中絶が許されるのは妊娠満二十二週未満までである。胎児の手足が形成さ

れる時期に、母親が飲んだサリドマイドによって奇形が生じた。あるいは母親が食べた魚が原因で、胎児が水銀の中毒による脳性マヒなったという場合には、胎児は人か、胎児の奇形は母親の損害なのか、胎児の損害なのかといった問題になる。

最近では、病院が妊婦に抗がん剤を与薬し、胎児に障害が出た場合には、病院側にどのような賠償責任があるのかという問題も見られる。

さらに、赤ちゃんが母体の一部であるのか、あるいは新生児と同じ独立した権利があるのかという問題も起こってきた。出産予定日を間近に控えた女性に、ホルモン剤が与薬されて胎児が死亡した事故では、その女性は、お腹の中で元気に動き回っていた胎児は、親の一部ではなく立派な一人の人間であり、新生児と同様に救済される権利があると訴えている。

※サリドマイド事件

戦後の経済成長期であった1960年前後に、サリドマイドという医薬品の副作用により、世界で約一万人の胎児が被害を受けた薬害事件である。この薬には、妊娠初期に服用すると胎児の発達を阻害する副作用があった。被害児の多くは命を奪われ（死産等）、あるいは四肢、聴覚、内臓などに障害を負って生まれた。

事故につながった変った趣味

意外と多い縛られ趣味の人

自殺だと思われたが、後で他殺と判明した事例があり、それとは逆に、他殺と思われた死体が実は自殺だったという報告もされている。

法医学者は先入観を持たずに、遺体が何を言わんとしているのか、あるいはそこに偽装などの工作が施されていないかという点を、慎重に判断せねばならないのだが、ときには珍しい事件に遭遇することもある。

ある会社員の男性は、日頃から真面目とされていたが、出勤してこないので同僚が自宅アパートを訪ねた。大家さんから合い鍵を借りて室内に入ったところ、なんと押入の中で死亡していたのだ。しかも、洋服をかける鉄パイプに洗濯用の紐を使って、横になって裸体でぶら下がっていたのである。

死亡した会社員の目の下あたりにＳＭ雑誌が広げてあり、縛られた女性のカラー写真があった。

だが、会社員の縛り方と雑誌の縛り方は一カ所だけが違っていた。雑誌の写真

※ＳＭ
Ｓ（サディズム）とＭ（マゾヒズム）という二つの単語から表される言葉。相手を支配することで性的興奮や喜びを感じるタイプの人。

では紐が顎《あご》にかかっていたのだが、会社員の紐は首に食い込んでいたのである。このようなぶら下がり方が、自分一人でできるものかを実験してみることになり、警察官が実演したところ、一人でもできるという結論になった。会社員は楽しんでいるうちに、過失で窒息死したものと判断されたのである。

縛りを楽しむ人はときどき見られる。通報を受けた警察が、ある銀行員宅を訪れると、銀行員である夫が死亡していた。死体の手足には紐で縛られた索状痕《さくじょうこん》が多数あった。驚いた警察は司法解剖に回すと同時に、電話をかけてきた奥さんから事情を聴取した。

この銀行員には縛られ趣味があり、嫌がる奥さんに自分を縛らせ、布団蒸しにされていたところ、赤ちゃんが泣き出したので、奥さんは赤ちゃんに添い寝し、うっかりと寝入ってしまったのである。奥さんが気付いたときにはすでに遅く、夫は死亡していたのだ。司法解剖でも、奥さんの供述が矛盾するものではない結果であった。

※索状痕
ひも状のもので絞められた跡のこと。首つり自殺や、ひもで絞殺されたときなどにできる。

※布団蒸し
布団に人間を包み、人間の体温により蒸す状態を作り出す行為。

ぐるぐる巻きにされていた死体

犯人は過去の経験から厳重に縛っていた

ある夏の深夜に、警察の刑事調査官から電話が入った。六十歳になる女性が死亡しているが、これまでに見たこともない状況なので、現場に立ち会ってほしいとのことである。

各警察本部には、警察のベテランで、なおかつ凶悪犯罪の死体を鑑別する刑事調査官といわれる検視官がいる。彼らは特別な研修を受け、自殺や他殺、事故死を鑑別する最終的に責任を持つ立場である。小さな県では一名だが、大きな県では数名が任命されている。

押田は、迎えの警察車輌に飛び乗って、現場に急行した。

被害女性は、三十歳になる長男と二人暮らしで、夫は数年前から脳軟化症で入院中である。長男が夜半に帰宅したところ、奥の六畳間の明かりが点《つ》いたままで、家の中が荒らされて、簞笥《たんす》の引き出しが引き抜かれていたので、あわてて警察に電話したのだ。

※検視官
変死またはその疑いのある死体について犯罪性の有無を判断する検視を行う警察官のこと。

※脳軟化症
脳梗塞の結果、そこから先の組織が酸素欠乏になり、壊死に陥った状態。

そして、手前の六畳間と奥の六畳間の間の柱に紐でくくりつけられ、布団を被せられた状態の母親が発見された。柱に固定された母親は、仰向けになって膝を曲げた状況で、手拭い、バスタオル、腰紐、ネクタイ、ビニールコードなど数十本でグルグル巻きにされていた。

さらに、晒《さら》し布、タオル、日本手拭《てぬぐ》いを結んで、母親は柱から奥の押入の柱に繋がれ、この索状物と身体をポロシャツやブラウス、襦袢《じゅばん》、カーディガンなどで縛り付けられていたのだ。押田も、これまでの経験にもない異様な状景に啞然《あぜん》とした。

百戦錬磨の刑事調査官でも、この異様な状況が他殺なのか事故なのかに迷い、深夜にもかかわらずわれわれのところに電話してきたのであった。

このような場合には、後に事件を再構築することも考えねばならない。

索状物の両端に「あ」と書いた荷札を付けて、写真などの記録を残しながら荷札の間をハサミなどで切断していくが、この事件では平仮名の「あいうえお…」を使い果たし、片仮名まで使うほどに多かったのである。

顔面には日本手拭いや羽織《はおり》などが巻かれ、口には布があてられていたが、鼻孔《びこう》は直接的に閉鎖されてはいなかった。

頸部《けいぶ》には風呂敷や腰紐、帯などが十四周していたが、もっとも内側にあったタ

※襦袢
和服用の下着の一つ。

イツは頚部を一周して背中の上部で結ばれ、足首を縛った布と結ばれて、いわゆる「逆エビ固め」の状態になっていた。手は紐でかなりきつく結ばれており、このようには自分では縛れないので、他殺と判断された。

このようにして、被害者の身体を柱から解き放つことができたのは昼頃になっていた。

被害者の身体には、まだ多くの索状物が付いていたが、そのままの状態で大学の法医学教室に運び、すべての索状物を取り除けたのは午後八時頃だった。そして司法解剖が終了したのは深夜の二時過ぎで、丸一日かかって、この遺体に関する検査をしたことになる。

死体の特異な状況から、犯人像としては近親者、怨恨のある者、あるいは変質者の可能性も推測された。一方で、現場がかなり荒らされて、現金数万円もなくなっていたことから、物盗りの犯行も考えられ、事件解明は難航すると思われた。

ところが、四日後に他県で盗みの疑いで逮捕された住所不定、前科三犯の二十四歳の男性が、事件当日に事件現場付近に立ち寄ったことが判明した。

この男は、少年院を退院後に盗みなどを働いて転々としていたようである。現場に午後七時四十五分頃に侵入し、被害女性に「金を出せ」と脅したが、声を上

※少年院
家庭裁判所から保護処分として送致された者及び少年法56条3項の規定により少年院において刑の執行を受ける者を収容し、これに矯正教育を授ける施設のこと。
少年刑務所とは、16歳以上20歳未満の受刑者を収容する刑務所のこと。
令和4年4月1日、少年法等の一部が改正施行され、特定少年（18歳及び19歳）のうち2年間の保護観察に付された者で、保護観察中の重大な遵守事項違反があった場合には、少年院に収容することができるようになった。

げたので、口、顔面、手足と手当たり次第に縛り、柱に結びつけたという。

以前に行った犯行でも家人を縛って逃走したが、間もなく外されて、警察に通報されて逮捕されたことがあり、厳重に縛り上げていたのだ。

犯人が現場を離れる時に時計を見たところ、午後九時五十分になっていたようで、その頃には被害者の「ウー、ウー」といっていた唸り声もしなくなっていたという。

物盗りに入った者の心理状態として、一刻も早く現場から離れたいと考えるものだ。このように二時間も現場に留まり、多数のものでグルグル巻きにしたという不思議な事例は、以後にも出会っていない。

見えない毒の恐怖

無色の一酸化炭素

法学部で法医学の講義を開始するときに、押田は、一年間の講義テーマに簡単な説明を付けて学生に提示して、どのテーマを最も希望するかのアンケートをとっていた。一番人気がないのが、この「身のまわりの危険…一酸化炭素中毒」というテーマであった。ところが一年間の講義を終了して感想を聞いてみると、このテーマがもっとも感銘を受けた講義の一つに挙げられており、学生が予想していた講義内容と、極端に違っているものだった。

スキーを楽しみにして、一泊した若い男女八人が一度に死亡した事故がある。若者たちが宿泊したのは、アルミサッシの付いた建物で、四組の二段ベッドがあった。ある人はベッドの中で、ある人はベッドから身を乗り出すようにして死亡していた。

若者八人の生命を奪ったのは、部屋の中央に置かれた石油ストーブだった。寒かったために夜中に点けた石油ストーブの不完全燃焼で発生した一酸化炭素が、その犯人であった。

※不完全燃焼
物質が酸素不足の状態で燃焼すること。大量のすす（黒煙）や一酸化炭素が生じる。

一酸化炭素は、炭素または炭素化合物が、不十分な酸素供給のもとで不完全燃焼するときに発生する。さらに不完全燃焼の程度が強くなると煤が出たり、場合によってはイヤな臭いをともなったりするので異常に気がつく。

「一酸化炭素は不完全燃焼で発生する」というのが、誤解を生じる元である。地球上の空気中に酸素は二十一％しか存在しないので、物が燃えた場合には、多かれ少なかれ不完全燃焼になり、必ず一酸化炭素が発生している。

化学の教科書には「一酸化炭素は、無色・無臭」と書いてあり、空気に比べるとやや軽いと書いてある。しかし、一酸化炭素は空気中に〇・一％程度あれば人が死亡する猛毒である。一％でも一酸化炭素があるときには短時間で死亡するのに「無色」はともかく、一〇〇％の一酸化炭素が「無臭」というのは、だれが確かめたのだろうか？

空気を口や鼻から呼吸すると、肺で酸素と血液の中にあるヘモグロビンが結合して、身体中に酸素が運ばれる。もし空気中に含まれる一酸化炭素がヘモグロビンと結合した場合には、その結合する力は酸素が結合する場合の約二百倍から三百倍とされている。そのため、血液の酸素運搬機能が著しく阻害され、中毒症状になるのである。

血液中の一酸化炭素ヘモグロビン濃度が一〇％くらいまでは、まだ症状があまり出ないが、一〇％を超えると前頭部などに軽い頭痛が感じられる。二〇％を超

※乾燥空気の主な組成
窒素 約78%
酸素 約21%
アルゴン 約0.9%
二酸化炭素 約0.04%

えるようになると側頭部に脈を打つ頭痛があるとされ、三〇％を超えると、激しい頭痛やめまい、吐き気、嘔吐《おうと》が起こり、さらに四〇％を超えると死亡する確率が高くなってくる。

物が燃えると一酸化炭素が発生する。固体燃料一g当たりの一酸化炭素の発生量は、木炭では燃えはじめは約一・二mlくらい、豆炭《まめたん》・練炭《れんたん》でも約一・二mlくらいとされている。薪《まき》では約七・八mlくらいの一酸化炭素が出るとされている。

木炭の燃えはじめに、一酸化炭素が出るのはだれもが知っているが、実は赤く燃焼しているときにも、約〇・九mlくらいの一酸化炭素が発生していることに気づいている人は少ない。

※豆炭
石炭や低温コークスや亜炭や無煙炭や木炭などの粉を混ぜ、結着剤とともに豆状に成形した固形燃料。

※練炭
石炭やコークス、木炭などの粉を結着剤と共に蓮根状の穴を有する円筒形に成型したもの。

紙巻きたばこでも物が燃えるしくみに変わりなく、一酸化炭素が発生する。たばこ一本を喫煙すると、血液中の酸素へモグロビンが一酸化炭素へモグロビンに置き換えられるので、約五〇mlの血液が捨てられたと同じ状態になるのだ。

自動車のエンジンの中でもガソリンが燃えているので、排気ガスの中にも一酸化炭素が含まれている。最近では排気ガスの規制が厳しく、新車のアイドリング時にはあまり多量の一酸化炭素は含まれていないが、中古車の排気ガスには、結構多くの一酸化炭素が含まれている。

ピンクの死斑は語る

一酸化炭素で事故死をする可能性が高いのは、風呂場もその一つである。

一般的に風呂場はそれほど広くなく、下側に吸気口があり、上側に排気のための換気口がある。煙突の途中に逆風止めのバフラーが取り付けてあり、さらに二次排気筒を経て排気される。

通常は、屋根の上に排気筒のトップが六〇cm以上出ていなければいけないとされている。排気筒が軒下《のきした》にあったり、排気筒が付いていない風呂釜で追い炊きをすると、洗髪するぐらいの時間でも死亡してしまう。

ある別荘の風呂場で、四人の若い女性が死亡する事故があった。この別荘の風呂は大型瞬間湯沸かし器で給湯していたが、その煙突の中に何と鳥が巣を作っていたため、排気が逆流して一酸化炭素中毒になったのである。

人が死亡すると、血液が重力の方向に下がって死斑が現れるが、一酸化炭素中毒の場合の死斑は、通常の暗紫赤色と異なり鮮紅色《せんこうしょく》を呈している。

一酸化炭素中毒の特徴は、一度に多数の人が死亡する可能性が高いことである。現在では、アルミサッシの窓のように気密性が高い家で、一家が全滅するようなケースも見られることがある。

一酸化炭素は空気よりやや軽いので、アパートの一階で一酸化炭素中毒が発生すると二階の住人が危険な場合もある。

アパートの一階に住む若い男性が、夜中に帰って来て風呂を沸かしたまま寝込んでしまい、そのために二階に住む若い夫婦と子どもが、一酸化炭素中毒で亡くなった事件があった。しかし、一階で寝込んでいた男性は、翌日には何の症状もなく、二階の家族は巻き添えを食っていたのである。

ある地方の農家の男が、高濃度の一酸化炭素を作り、ビニールハウス内で妻に吸わせて殺害し、ハウス内の練炭コンロによる事故死に偽装して、八千万円の生命保険を詐取《さしゅ》した事件もあった。

また、三十八歳の男性が精神障害で暴れるため、手を焼いた実弟や義理の兄弟が共謀して男性の手足を縛り、車のトランクに閉じ込めて排ガスを導入して殺害し、自宅の風呂場で事故死したように偽装した事件もあった。

※**詐取**
金や物品をだまして取る。

車の排ガスによる事故死もある。互いに家庭のある男女が、子どものＰＴＡの会合で意気投合し、車をモーテルに滑り込ませた。人目を忍んだ行為で、帰りの時間を気にするあまり、車のエンジンを切らずに部屋に入ったことが、とんでもない結果を招いてしまった。数時間後に、風呂場で死亡している二人が発見されたのだ。気密性の高い車庫などでアイドリングを続けることは絶対に危険である。

他にもある危ない気体

燃焼ガスとして使われているLPガスは、空気の約一・五六倍重い。そのため、LPガスが漏れている部屋では、床に寝ていた人が中毒になり、二段ベッドの上の段に寝ていた人の症状が軽いというケースもある。

しかし、LPガスでは中毒死よりも爆発が問題である。約二・四〜九・五％の爆発限界に達して、冷蔵庫の電気が自動的に入ったりするときに発する火花で、大爆発をするというような事故も起こっている。

日本では、もう一つ身近にある猛毒として、硫化水素《りゅうか》がある。温泉大国日本には各地に温泉があるが、温泉場で腐った卵のような臭いをしているのが硫化水素だ。この硫化水素の濃度が濃くなると、臭いを感じられなくなり、急激に死亡する場合がある。硫化水素中毒は魚を処理する工場、あるいは排水の中で発生する硫化水素、ゴミの処理場などでも起こり、たまに地下マンホールでの硫化水素中毒も見られる。

炭酸ガス（二酸化炭素）による事故もある。自動車の地下駐車場などでは、車でのガソリンの火災に備えて、炭酸ガス噴出消火器が設置されている。

※LPガス
「Liquefied Petroleum Gas」液化石油ガス略称。

※硫化水素
自然界に広く存在する毒性ガスで、腐乱臭を呈し空気よりやや重い。火山帯や温泉で発生する他にも、下水道、ゴミ処理場、石油精製工場などでも発生する。

この消火装置が作動するには、人が駐車場にいないなどが条件になっているが、偶然に人がいる地下駐車場に、急速に大量の炭酸ガスが放出され、炭酸ガス中毒になる危険性もある。

実は空気自体も危ない気体になり得る。酸素濃度の減少した空気を吸うと、身体に非常に悪い影響をもたらすのだ。たとえば地下室や船倉などの限られた空間で、鉄錆《てつさび》が生じることで、空気中の酸素が消費されていることがある。

酸素濃度の低下している空気が噴出している場合もある。地下工事が行われていると、漏れた空気が地中を移動している間に、ある種の化学変化で空気中の酸素が奪われ、結果的に殺人空気となって地下室などに噴出するのである。酸素濃度が数%以下になった空気を吸入すると、死亡する危険があるのだ。

猛毒「青酸」による中毒

青酸は、メッキ工場、化学工場、大学の研究室などで使用される身近な猛毒である。天然にも青梅《あおうめ》の種の中にアミグダリンという青酸化合物が含まれており、中毒を起こす例もある。

一般的に青酸カリウムや青酸ナトリウムが口から入ると、胃酸によって青酸ガ

※青酸カリウム
青酸カリウムは毒性が強く、口から摂取したり皮膚の傷口などから吸収したりすると呼吸困難や意識障害を起こす。致死量は0.2～0.3gとされる。青酸カリを含む青酸化合物は過去にも殺人事件や脅迫事件で使われ、毒物の代名詞のようになっている。

スが発生し、電子伝達系のチトクローム酵素系が阻害されて死亡する。

終戦直後には、元総理大臣の近衛文麿《このえふみまろ》さんが戦犯とされ、逮捕される前に青酸カリをあおって自決している。


昭和二十三年（一九四八）に発生した「帝銀事件《ていぎんじけん》」では、赤痢《せきり》やチフスの予防接種という名目で、銀行員たちが青酸の水溶液を飲ませられ、十二人が死亡したが、四人が一命を取り留めている。犯人として死刑判決を受けたH氏は、再審請求を重ねていたが、昭和六十二年に九十五歳で獄中死亡した。


その後、青酸は規制されたこともあり、青酸の中毒例は減少してきた。しかし、現在でも急死の場合には、頭の隅には常に考えておかねばならない毒物である。

ある漁船で漁船員が、水飲み場の蛇口から、水をコップに受けて飲んだ直後に急死した。体格もよく病気もなく、死因がよくわからないというので解剖した。口腔粘膜が少し荒れていたので、念のため青酸の予備試験を行ったところ、驚いたことに陽性の反応が出たのだ。

その後の捜査で、同僚とトラブルを起こし、飲料水タンクに青酸を混入した被疑者が判明した。関係のない漁船員がトバッチリで死亡したのだ。

※近衛文麿
三度にわたり内閣総理大臣に任命された。太平洋戦争終結後、東久邇宮内閣にて国務大臣。大日本帝国憲法改正に意欲を見せたものの、A級戦犯に指定され１９４５年服毒自殺した。（54歳没）。

※帝銀事件
東京都豊島区長崎の帝国銀行（後の三井銀行。現在の三井住友銀行）椎名町支店（現在閉鎖）で発生した毒物殺人事件。太平洋戦争後の混乱期、ＧＨＱの占領下で起きた事件であり、未だに多くの謎が解明されていない。

某大学理学部の学生が、植物園内で青酸カリウムを牛乳に混ぜて飲み、青酸中毒死した事件がある。遺書が残されており、そこには自殺の方法や、死に至る症状を順次記していた。

「今からつくる。飲む。にがい。口の中がかわく。ひりひりする。口の中がしびれてきた。一分。だんだん呼吸がきびしい。さよなら」

とあり、後半の文字は乱れていた。

韓国では、青酸による中毒の様子をビデオ撮影されていたことがあった。中毒の一部始終が客観的に残されており、注目された。

トリカブト殺人事件

掛けられていた多額の生命保険

昭和六十一年（一九八六）五月二十日、三十三歳の女性が旅行先の沖縄県の石垣島《いしがきじま》で急死した事件があり、当時のマスコミを賑わせた。

女性は友人三人と那覇《なは》を昼に出発し、午後一時に石垣空港に到着した。石垣空港からタクシーでホテルに向かう間にも吐き気やしびれを訴え、嘔吐などの症状もあり、午後一時半頃にホテルに到着した。その後、救急車で県立病院に搬送されたが、痙攣《けいれん》や血圧降下、不整脈などの症状があり、午後三時に死亡が確認されたのである。

死亡した女性の夫は、沖縄にまで同行していたが、その日は東京に帰るというので妻たちを見送り、妻は友達と一緒に石垣島に向かったのだった。

翌日には、夫の承諾を得て解剖されることになり、琉球《りゅうきゅう》大学の大野《おおの》曜吉《ようきち》助教授が出張して八重山《やえやま》警察署で解剖を行った。大野助教授によると、直接的な死因になるような明らかな所見はないが、心臓に少し変色があったので、その後の病理組織学的検査などに備えて、一部の臓器と血液を持ち帰って検討するようにした

※大野曜吉
法医学者。東北大学医学部卒昭和53年。琉球大学助教授、日大助教授。日本医科大学教授(平成4年〜平成31年)を歴任。光市母子殺害事件、松橋事件の鑑定を手がける。

という。

解剖当時、夫は妻に生命保険を掛けていないと言っていたが、その後の新聞記者の調査によって、多額の生命保険が掛けられているという情報がもたらされた。驚くべきことに総額一億八千五百万円の生命保険に加入し、その掛け金は月に十八万五千五百五十円と高額だったのである。

難しい毒物の分析

琉球大学医学部法医学教室のチームでは、急激に死亡する可能性の高い何種類かの薬毒物を検討したが、それらは検出されなかった。その後も継続して検討が行われ、その過程でトリカブト中毒が疑われるようになってきた。

トリカブト根に猛毒のアコニチンが多く含まれている。アコニチンは末梢《まっしょう》神経に作用して刺激症状を示し、続いて麻痺《まひ》を起こす猛毒で、根約一gが致死量とされる。

口から摂取すると口腔内に麻痺感が起こり、次いで悪心・嘔吐、よだれを流す。そしてさらに手足の知覚麻痺、全身の運動麻痺、不整脈となり、ついには死に至るという。

死亡した女性の症状が、アコニチン中毒とよく似ているということになったが、

※トリカブト
ドクウツギやドクゼリと並んで日本三大有毒植物の一つとされ、トリカブトの仲間は日本には約30種が自生している。吸収され、経口から摂取後数十秒で死亡する即効性がある。半数致死量は0.2gから1g。トリカブトによる死因は、心室細動ないし心停止である。

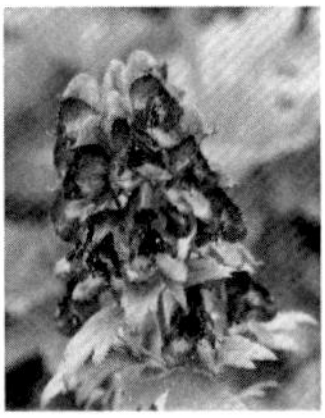

当時は血液中からアコニチンを検出する方法は、世界でも報告されていなかった。

そこで、大野助教授は、東北大学薬剤部長の水柿道直《みずがきみちなお》教授に、このトリカブトの分析方法の開発を依頼した。

しばらくして、検査法が確立されたと連絡を受け、昭和六十二年二月に大野助教授は、被害者の血液を送り、四月には水柿教授から、アコニチン系アルカロイドが血液から検出されたという報告が届いたのである。

五月になって、大野助教授より追加報告書として、アコニチン系アルカロイド中毒による急性心不全であるという鑑定要旨が警察に提出された。

その後も秘密裏の捜査は続けられ、夫が多数のガラス製品のフラスコ類を購入、あるいは数カ所にアパートを所有している。収入がほとんどないのに、多額の保険料を支払っているという疑惑が次々と明らかにされてきた。

※水柿直道
薬剤師。東北大薬学部卒業（昭和36年）、裁判化学専攻。東北大附属病院薬剤部長。

事件を明確にした鑑定人尋問

この事件は、テレビや新聞で「疑惑の保険金殺人事件」として報道された。

事件が報道されると、夫にたくさんのトリカブトを売った植物店が判明し、さらに数百匹の有毒なフグを販売した人や、ハツカネズミ約二百匹を販売した人まで判明した。

夫は保険会社四社を被告として、生命保険金一億八千五百万円の支払いを求める民事訴訟を提訴していた。この訴訟は三年間にわたって争われたが、平成二年（一九九〇）二月に、夫側が全面勝訴になったが、保険会社が東京高裁に控訴した。

その後、大野助教授は日本大学医学部法医学教室の助教授に転任してきたので、押田と一緒に研究するようになった。事件に関して警察と打ち合わせをしていた大野助教授は、平成二年十月十一日の第三回口頭弁論に東京高裁民事部での証言を求められ、死因は病死ではなくトリカブト中毒による心不全であると、はっきり証言をした。

その後、夫は東京高裁における保険会社相手の保険金請求訴訟を、突然に取り下げた。平成三年六月九日、夫は別の横領罪で逮捕され、さらに七月一日に殺人罪と詐欺未遂罪で再逮捕され、七月二十三日に、妻に対する殺人罪で起訴された。

十一月十四日の刑事裁判の第二回公判では、大野助教授が証人で出廷し、被害者の血液からトリカブト成分が検出された経緯を証言した。同年十二月五日の第三回公判で弁護側の反対尋問が大野証人に対して行われ、大野助教授の上司である押田も傍聴するため、公判傍聴券を求めて並ぶことになった。

押田はギリギリの時刻に裁判所に着いたが、五十六枚の傍聴券に三百人を超える傍聴希望者が並んでいた。押田の前の人が当たり無理かと思ったが、気合いを

※横領罪
自己の占有する他人の財物（金銭や物品）を横領した場合に成立する犯罪。

入れて籤《くじ》を引くと、何と最後の傍聴券が当ったのだ。こうした幸運で大野証人尋問を傍聴することができた。

平成六年九月、東京地方裁判所では、夫に対して無期懲役の判決が出され、それを不服として夫は控訴したが、平成十年四月に東京高裁で控訴棄却の判決が下された。夫は上告したが、平成十三年二月には、最高裁で上告棄却され、無期懲役が確定した。

毒を以て毒を制す

この事件で、琉球大学医学部に保管されていた血液と臓器は、大野助教授が日本大学医学部助教授になったときに、日本大学医学部に移管されていた。その後、大野助教授は日本医科大学法医学教授に栄転したが、転勤先で保管するよりも従来通り日本大学医学部で保管しておいた方がよいという判断で、押田が責任者となって厳重に保管した。検察官から委託されて保管している旨の書類が作成され、それに基づいて確実に保管しているかどうか確認のために、年に一回検察官と検察事務官が日本大学医学部に来てチェックしていた。平成十三年に最高裁で刑が確定したので、保管命令は解除され、この事件については、表向きはこれで一段落となったのである。

※無期懲役
刑期が一生涯にわたるもの、すなわち、受刑者が死亡するまでその刑を科するという刑罰。有期懲役より重い刑罰、死刑に次ぐものとされている。

思えば、この事件は予想外な経過をたどっていた。大野助教授が念のために採取していた血液の中に、トリカブト毒が大量に含まれていたという事実は、最初はまったく予想されていなかったのだ。そして、トリカブト毒が検出される分析方法も新たに開発され、それですべてが明らかにされたと思い込んでいたのだが、驚くべきことにこの血液の中には何とフグ毒も含まれていたのである。

このトリカブト毒とフグ毒とでは、心臓のチャンネルを開けたり閉めたりする、相反する作用があると判明したのはもっと後になってからである。さらに、この二つの毒を併用すると、その毒性の発現が遅れるというメカニズムが判明するまでには、さらに相当の時間がかかった。

何とも皮肉なことだが、世界で初めて「毒を以《もっ》て毒を制す」の実験を行ったのは、この犯人であった。大野助教授が、毒と毒を混ぜるとその発現が遅れる事実を実験で証明し、それを欧文の雑誌に報告するまでにはさらに時間がかかった。

世の中には奇想天外なことを考える人がいるし、事件も想像外の展開をすることがある。念のために取っておいた血液や臓器が、その当時は不明であっても、その後の進歩で分析する技術が確立し、後から真相を解明してくれるということを、このトリカブト事件はわれわれに教えてくれたのである。

平成二十四年十一月に、受刑者は七十三歳で死亡していることが判明した。最高裁に二百ページにおよぶ書類を提出していたということであった。

酒に関する法医学

感覚を鈍くする飲酒の危険

酒を飲んで車を運転することの危険性は、世界中で警告されている。飲酒について比較的寛大な国でも、車を運転する場合には、アルコール濃度がある一定濃度以上検出されたら、罰則をつけるというのが一般的だ。

日本で酒気帯び運転と認定するアルコール濃度は、血液中で〇・五㎎／㎖以上、呼気中で〇・二五㎎／ℓ以上であったが、平成十四年（二〇〇二）に道路交通法が改正され、アルコール濃度が血液中で〇・三㎎／㎖以上、呼気中で〇・一五㎎／ℓ以上が検出された場合には、罰則が適用されるようになった。

飲酒運転では、押田も苦い実験をしたことがある。

酒を飲んで運転をした場合に、どのような危険性があるのかというテーマで、心理学の先生と警察の方と一緒に組んで実験をしたのである。

二十代、三十代、四十代と各年代による代表選手を選考して、酒を飲ませた。

押田は、その飲酒ドライバーたちに、よい気分で酒を飲ませて、酩酊《めいてい》させる役割

※酩酊

アルコールを摂取したことによる酒酔いの状態は、段階的に「ほろよい」「酩酊」「泥酔」「昏睡」の四種類に分けられる。酩酊とは、歩行が安定しない・めまいや吐き気がするなどの酔いの症状が起きることである。

だったのだが、一緒に飲んでいるうちに、押田自身が気分よく酩酊してしまったのだ。

　運転中の車のギアがどうなっているのか、加速している状況はどうかというような、すべての運転状況を記録するビデオ撮影装置を搭載した、特殊な車を準備して、二種免許コースで助手席に検定官を乗せ、飲酒前に運転した状況と、飲酒後に車を動かしたときの状況を比較しようというものだった。

　全員がすべての動作が鈍くなって、ブレーキのかけ方が遅く、あるいは注意力が散漫となって、標識や通行区分帯を無視したり、スピードに対する感覚が鈍くなるなど、路上では大事故を起こしかねないという結果が出た。

　心理学の先生たちにはもっと深い思惑があって、実は酒を飲む前と飲んだ後では、コースのスピード制限速度を変えていたのである。八人の中で、その制限速度の変更に気づいた人はたった一人だけで、押田もそれに気づかなかった。

　もちろん押田も飲んでいたのだが、飲酒後に運転した自分の印象では、普段と同じようにまあまあの運転ができたと思っていた。しかし、ビデオを再現してみて驚いてしまった。自分ではそんな運転をしたつもりはないのだが、なんと右側通行を二回もしていたのだ。

　少量の酒なら自分は大丈夫だと思っているその判断が、非常に危険であるという事実を身をもって知ったのである。

※二種免許
バスやタクシーなどの旅客自動車を旅客運送のため運転しようとする場合や、運転代行の業務として顧客の普通自動車を運転する場合、すなわち旅客運送契約遂行として自動車を運転する場合に必要な運転免許証。

さらに、この実験をNHKが放送し、その中でもっとも悪い運転手の代表として、押田が運転している様子が全国に放送されてしまった。以後二度と飲酒運転はしていないが、心から反省させられた実験の一つといっていいだろう。

酒は死ぬこともある危うい文化

日本アルコール医学会という学会がある。「われわれはアルコールを研究しています」というと、多くの人から「たくさん飲めていい分野ですね」と返ってくる。

もうすでに長い年月、学会が開催されている真面目で正式な組織で、昼日中から酒を飲みながらアルコールの議論をしているわけではない。

アルコール医学会の創立以来、日本大学医学部法医学教室では、上野《うえの》佐《たすく》名誉教授や、塚本昭次郎《つかもとしょうじろう》前教授を中心に、アルコール代謝などの研究を続けていた。

日本国内では、多彩な外国の酒類も販売され、入手も容易である。この研究ではすべての酒類を、日本酒に換算したアルコールの量で計算し、飲んだ量を推測する目安としている。つまり、日本酒のアルコール含有量は十五％から十七％ぐらいで、日本酒の一合（約一八〇㎖）を基本とする。

※上野佐
法医学者。慶応義塾大学医卒業（昭和17年）。日本大学法医学助教授（昭和26年）、教授（昭和30～60年）。

※塚本昭次郎
法医中毒学者。日大薬卒業（昭和41年）。日大助教授（法医学、昭和57年～平成10年）、研究所教授（法医学、平成10～13年）。

日本酒一合と同じぐらいのアルコールの量というと、ビールでは大瓶六三三mlがほぼ同じような目安になり、ウイスキーではシングル二杯（約七〇mℓ）が日本酒一合に該当する。

最近流行している焼酎には、アルコール濃度が四〇％を超える濃いものもあるが、通常の二十五％のもので日本酒と比べて考えてみると、焼酎半合ぐらいで日本酒一合という計算になる。

ワインは日本酒よりもやや薄めのアルコール濃度で、グラス二杯（約二二〇mℓ）程度で日本酒一合と換算すれば良いだろう。

日本人は欧米人に比べて酒が弱いとされている。アルデヒド脱水素酵素が十分でないためにアルコールを代謝できない人にとっては、少量の飲酒でも心臓がドキドキして具合が悪くなり、場合によると死に至る危険性もある。

一般的な人の酒の致死量を考えてみると、成人では体重一kg当たり六〜八gのアルコールが致死量とされている。体重を六〇kgとすればビールでは一ダース以上、日本酒では一升二合くらい、ウイスキーでは一瓶プラスアルファというのが、だいたい致死量の目途かと思われる。

これは成人の場合であって、子どもには適用できない。小児では体重一kg当たり一g程度でも死亡することがある。体重一〇kg程度の赤ちゃんの場合では、エ

※アルデヒド脱水素酵素
アセトアルデヒドは、体においてはアルコールの代謝によって生成されて、一般に二日酔いの原因と見なされている。

タノール一〇gぐらいでも致死量になり、日本酒では湯飲み茶碗半分くらいになる。

また子どもは、アルコール代謝機能が十分発揮できないとされ、アルコール性の知能障害が生じた場合には、それを回復する治療法はほとんどないともされている。

お母さんが、お腹に赤ちゃんがいるのに大量の飲酒をすると、血液を介して赤ちゃんに影響が出て、アルコール性の胎児症（知能障害）が生じる可能性が指摘されている。

日本大学医学部では、学生が入学したときに簡便な「アルコールパッチテスト」を行い、飲めない体質の学生を検査で確認して、飲めない体質であるという証明書を発行している。この証明書を持った人に飲酒を強要するのは、「死ね」というのに等しいのである。

新入生の多くは、酒を飲んだ経験がないので、自分が飲酒に順応できる体質かどうかを自覚できていないのは当然だ。一時期、学生の間で流行《はや》っていた一気飲みは、許されるものではない。

アルデヒド脱水素酵素がない人に飲酒を強要するのは、その人を殺すに近い状況になっているのだ。

一気飲みの強要などのアルコールハラスメントで、子どもを亡くした両親が、このような悲劇をなくそうと、社会活動をされている姿を見かけることがある。せっかく大学に入った将来性のある学生が、飲酒で命を落とすという許されるべきではない事故が、日本の社会の中からなくなるよう期待している。

※アルコールハラスメント
飲酒の強要等の社会問題は広くパワーハラスメントの一種として捉えられ、アルコールハラスメントは日本でアルコール飲料に関する嫌がらせを意味する概念として用いられている和製英語。

「酒をやめなさい」という医師は少ない

最近の慢性アルコール中毒の患者の中に、主婦が増えていると指摘されている。

通称、キッチンドリンカーだ。

夫が会社に行った後に、昨晩の残りの酒を台所で飲み、それに溺れてゆくもので、止めどもなく酒量が増えてゆく。

夫が会社から帰ってみると、台所で酔ってぐったりしている妻を発見し、最初は介抱《かいほう》していたのだが、度重なるにつれて腹を立て、腹を蹴ってしまったという事件があった。

妻がそのまま台所でふて寝をしているように夫には見えたのだが、朝起きてみるとすでに死亡していたというのだ。

死亡した妻を解剖してみると、肝臓が周囲の腹膜《ふくまく》と癒着《ゆちゃく》していたところに腹を蹴られ、血管が切れたための腹腔内出血による死亡であった。つまり肝臓障害の

※腹膜
胃や肝臓といった腹部の臓器の全体ないし一部をおおっている薄い半透明の膜である。

ために血液が固まりにくくなっていて、止血されない状況が重なり、腹腔内出血を起こしたのである。

病気になったときに、医師は「たばこをやめなさい」と言い、病院では全館禁煙が常識となっている。しかし、酒については「酒をやめなさい」という医師は少なく、「酒は程々に」というのが一般的である。

程々に、という意味はたくさん飲んで良いというわけではない。良い酒を飲んで人生を語り、今後の人生の潤滑油となるよう、酒のよい面を利用してほしいと思うのである。

まだよくわかっていないアルコールのさまざまな機能、あるいは実際に酒が社会にどのような影響をおよぼしているのかという研究は、日夜行われている。

第三章　事件・事故の現場から

航空機事故現場の法医学

全日空機雫石事故の反省点

一度に多数の死者が発生するものに、飛行機事故がある。

昭和四十六年（一九七一）七月三十日午後二時頃、北海道千歳《ちとせ》空港から羽田《はねだ》に向かっていた全日空機（乗客百五十五人と乗員七人）と、航空自衛隊宮城県松島《まつしま》派遣隊の訓練機が空中衝突し、機体に損傷を受けた全日空機は空中分解し、百六十二人全員が死亡した。

当時、死体が散乱していた岩手県雫石《しずくいし》町には、県立病院の若い外科系のドクターと看護師が次々と動員されたが、バラバラになった遺体を縫って綺麗にすることに誰もが一生懸命で、個人識別は二の次だった。

そのため、残った遺体の中に自分の家族がいないと大騒ぎになった。他の人と取り違えているとすれば、相手も身内と思っていた遺体が違っていたことになり大混乱だった。

この事故には、五十歳代から七十歳代の女性が、乗客として多く含まれていた。静岡県の戦争未亡人の遺族会約百二十人が、集団で北海道に旅行した帰りだった

※雫石町
岩手県の中部に位置する岩手郡に属する町。西側は秋田県（仙北市）と接している。温泉やスキー場、小岩井農場を擁するなど、観光に力を注いでいる町である。

※遺族会
一般財団法人日本遺族会。戦没者の顕彰と慰霊に関する事業、戦没者遺族の相互扶助、生活相談に関する事業などを実施している法人。元厚生労働省所管。

からだ。アイヌ民族の衣装を着て撮った写真が残っていたので、全員の顔がわかったのである。

この時、全裸死体が二十体以上あった。空中で飛行機が大破したため、死体が空中を落下する時、着ていたワンピースが全部脱げてしまったのだ。着衣も何もないので、身元確認が非常に難しい。特に五十歳から七十歳の女性というのは、法医学的に一番難しい年代のものとされている。

間違えられた遺体は、ほとんどが女性だった。女性が亡くなった場合に、夫や息子がいても、彼らは妻や母がどのような服や下着を着ていたかわからないのだ。逆の場合では、残された妻が男性の下着やシャツ、ネクタイなどについて全部話してくれることが多い。

火葬してしまった後で、間違えたと戻ってきたケースもあった。

遺族にせきたてられる中で、「全員の身元がわからなければ、渡すわけにいかない」と言える法医学の専門家が現地にいなかったため、死亡者百六十二人中七人の遺体取り違え事件が発生してしまったのだった。

日航機御巣鷹山墜落事故現場に急行

その後、昭和六十年（一九八五）八月十二日に日航機が群馬県多野郡上野村にある御巣鷹山《おすたかやま》に墜落するという事故が発生した。五百二十四人の乗客・乗員のうち、五百二十人もが死亡する大事故で、飛行機一機のみの墜落で、死者が五百人を超えた事故は、世界で初めてだった。

事故が起こった時、押田は東北大学助教授から日本大学医学部法医学の教授に転任して二カ月しかたっていなかったが、当時の日本法医学会理事長（熊本大）から指示を受け、ただちに身の回りのものと検査器具を持って、事故対策本部が設置されていた群馬県の大きな体育館に駆けつけた。

この事故での個人識別では、七体の遺体が取り違えられた雫石事故の轍《てつ》を踏まないように、遺体を間違いなく遺族に渡すことが鉄則である。

事故対策本部に、雫石事故に関する新聞記事のコピーを届け、このような間違いを発生させないためには、どのような検査体制を取ればよいのか、幹部の人たちと相談した。

押田たちは、応援していただいている地元の医師や歯科医師と協力態勢を作り、地元の群馬大学医学部法医学教室の古川研《ふるかわけん》教授以下、教室員の方々と一緒に仕事を進めていった。やがて全国から多数の法医学者や歯科法医学者が手弁当で駆けつけてくれた。

日航機は、市街地から遠く離れた御巣鷹山の尾根に激突していたので、その周辺のかなり広い範囲に、機体とともに遺体が散乱している状況が予想された。

※御巣鷹山
群馬県多野郡上野村にある標高１６３９ｍの山。

※日本法医学会
法医学及び関連領域の学術調査研究、研究成果等の公開、情報提供及び資格認定等を行い、広く市民に対して、法医学の教育及び知識の普及を図ることにより、法医学の振興、基本的人権の擁護並びに社会の安全及び福祉の向上に寄与することを目的とするＮＰＯ法人。

衝突地点からヘリコプターで遺体を搬送し、さらに検査する場所まで運ぶ手はずになった。

日航機の乗客・乗員は外国人を含めて五百二十四人、そのうち四人の生存が確認されていたので、五百二十人の遺体の検査をすることになった。

飛行機の墜落事故では、機体に多量の燃料を積んでいるので、地上に激突した場合、ほとんど火災が起こるうえ、四肢がバラバラになっているので、個人識別はかなり難しいと思われた。そこで、頭部のある遺体を一体と数えるのを原則として、頭部から離れた遺体は部分遺体として、別に検査することにした。

死亡時刻推定は相続にからむ

このように多数の人が死亡した場合には、「同時死亡の推定」という点が重要になる。死亡時刻のずれが財産の相続問題にかかわってくるのである。

たとえば一家全員が死亡したようなケースでは、一番最後に死亡した人がすべての財産を相続することになる。それが子どもの場合には、先に両親も死亡しているので、一番最後に死亡した人の相続人がいないことになり、財産は国庫へ帰属してしまうのだ。

あるタクシーの運転手夫婦と長女、次女が亡くなった例では、夫婦と長女は午

※同時死亡の推定
相続においては、被相続人が死亡した時点で生存している者だけが相続人となる権利を有している。被相続人と相続人が同じ事故や災害により同じタイミングで死亡した場合、ほんの少しの差であっても、どちらが先に死亡したかでその後の相続手続きは大きくかわってくる。相続人の死亡の先後は非常に重要なことといえる。

後七時頃（推定即死）という死体検案書が出たが、損傷が少なかった次女は別の医師が診て、午後七時十五分頃（推定）と、十五分遅く死亡時刻を書いていたことがあった。そうなると、夫婦と長女の遺産が、この十五分間の間に次女に相続される。ところが、配偶者などはいない次女が死亡したことで、この全財産は国庫帰属になってしまい、夫婦の兄弟たちは相続することができないのである。

こうした事態に配慮して、昭和四十年に民法が改正され、いつどのような順番で死亡したかわからない場合には、「同時死亡の推定」となった。死亡した数人の中の一人が、他の人の死亡後に生存していたことが明らかでない場合には、全員が同時に死亡したと推定するというものである。

日航機御巣鷹山墜落事故では、たくさんの臨床の内科や外科の医師、歯科医が協力してくれたが、ドクター各々が死亡時刻を判断するのではなくて、日本法医学会のしかるべき知識を持った人が、死体検案書の特に死亡時刻のところを厳重にチェックして、それでオーケーとなった時に書類が発行できるようなシステムを作ったのである。

事故現場で重要な三つのこと

システムを構築するにあたり、現場が混乱しないように、三つの点を重視した。

まず専用の電話回線を設けた。携帯電話の普及もない当時は、大きな事故では電話が殺到して不通になるので、専用の電話回線を設けて常時繋いでおき、常に重要な場所と連絡が取れるようにしておくことが大切であった。御巣鷹山の事故の際には、人工衛星回線を介した電話が臨時に開設された。

そしてファクスを設置する。いつ、どこに、誰が電話を掛けたかという記録は残りにくいので、何時何分に誰から誰に連絡が行ったかという記録が自動的に残るファクスは、非常に大切であった。携帯電話もスマホもない時代で、ファクスが最新の機器だった。

三番目にコピー機を設置した。遺体の身元を確認するために、本人の医療のカルテや歯科関係の資料などがたくさん届けられる。現場ではたくさんの人が働いているので、原本を持ち歩くと行方不明になる恐れがあった。

そこで、原本のコピーを七部作り、警察の検案その他に使ったほかに、一部は必ず遺族に渡しておいた。原本は金庫に入れて、厳重に管理した。

この点は、学生への講義で必ず話をしていた。

悲惨な航空機事故の現場

この事故が起こったのは八月だったので、この地域では日中暑くなると夕方には雷をともなった大雨が降るため、現場が死体を含めて水浸しになってしまう。また、墜落現場へ行く救急隊、消防、警察などに、地元からハエがついてきてしまい、現場に散らばった遺体に、ハエが卵を産みつけ、その卵は数日すると孵《ふ》化《か》して蛆《うじ》になる。

一週間が勝負だと押田は考えたが、当初は三分の一ぐらいしか遺体の身元が判明しないかもしれないと危惧《きぐ》していた。遺体を個人識別するためには、本人の身体の特徴によって行うのが原則である。指紋、手術の跡などの特徴や、歯の特徴、あるいは装着している義歯などによって個人を識別する。

この事故で、初めて歯科法医学の重要性が社会的にも認知されたのだが、燃え残っている歯の特徴を検査する専門家の数は限られており、歯科法医学の普及が強く望まれた。

着衣や名刺、指輪も重要な参考になるが、名刺は交換するので、数枚以上同じものを持っているのかが基本である。また写真付きの免許証や身分証明書は大変役立った。

自分の身内なら、遺体の顔や特徴を見ればわかるのではないかと思われがちだが、そうとも限らない。一般的な事故で、肉親が間違えた例もある。

多数の死者を出した大事故・大災害で、とくに火傷や損傷がひどい場合には、「その遺体がだれであるのか」を確定するのは非常に難しい。御巣鷹山の事故で

※歯科法医学
法医学、社会歯科学の法科学の中の一分野であり、犯罪捜査や裁判などの法の適用過程で必要とされる歯学領域の事項を研究、応用する学問。

の遺体は二千六十五にバラバラになっていた。
　主な資料としては、指紋……二百三十、歯の特徴・歯型……七十八、面接によ
る顔の確認……六十、身体的な特徴……三十、着衣の特徴……六十四、所持品…
…五十二、血液型その他……四、となっている。面接、所持品、着衣と分類され
ている識別も、それ以外の個人識別の確実な情報と合わせて判断している。
　御巣鷹山の事故では、関東地方の法医学の多くの先生方が無報酬で協力してく
ださり、結果的に五百二十人の遺体のうち、五百十八人に何らかのものを家に返
すことができた。
　五百二十人の遺体のうち、五百十八人が判明したということは、世界でも例が
なく、残りの二人のうちの一人は日本人で、身元はわかっているが、遺族が受け
取りを拒否している。もう一人は外国人で、専門家が現地に行く前に処理された
うちの一体に、残念ながらこの人の遺体部分が混入していたのではないかなと推
測している。
　前代未聞の大きな航空機事故であったが、事故の責任問題の刑事事件としては、
関係者は全員が不起訴になっている。損害賠償に関する民事責任に関しては、平
成五年（一九九三）四月には、損害賠償を求めていたすべての関係者との示談が
成立した。

阪神・淡路大震災の現場から

最初の報道は死者七人

　平成七年（一九九五）一月十七日午前五時四十六分五十二秒、後に阪神・淡路大震災と呼ばれるようになった大地震が発生した。

　この日は火曜日だった。火曜日には二十数年間、日本大学の法学部で午前中講義をしていた。その日、朝の七時に押田は妻に起こされて、「ものすごい地震になっているらしいから、ニュースを見るように」と言われた。

　ＮＨＫの朝七時のニュースでは、死者の数は七人と放送していた。映像を見ると大きく揺れていたので、本当に七人かなと思ったが、ニュースを信頼し、押田は朝食をとってから法学部の講義に行った。

刻々と増大していく被害報道

　一つの県で百人以上の人が亡くなった場合には、周りから応援に行かないと事件の処理ができない。一県の医学部のところは、専門家の数が限られているので、

※阪神・淡路大震災
兵庫県の淡路島北部沖の明石海峡（深さ十六㎞）を震源として、マグニチュード7.3の兵庫県南部地震が発生した。犠牲者は六四三四人に達し、第二次世界大戦後に発生した地震災害としては、東日本大震災に次ぐ被害規模である。

同時に多数が亡くなっているような場合には、ただちに他の場所から専門家が応援に行かなければいけないのだ。

　予定通り十二時過ぎに講義を終え、午後一時過ぎから重要な会議があったので、タクシーに乗って移動するときにニュースを聞くと、死亡者数は三百人を超え、さらに行方不明者も五百人以上いるらしいという。

　押田は驚いたが、午後一時からの会議に出席し、夕方のニュースを見ると、とんでもないことになっていた。

　午後五時四十五分に、オフィシャルなレポートが出ているが、死者の数が千三十七人、行方不明者は五百七十七人。つまり千五百人以上の人が亡くなっている可能性があった。これは何とかしなければいけないと思ったが、神戸に電話をかけても一切通じない。

　一月中旬以降は入学試験の時期だ。入学試験は大学の教授にとっては外すことのできない一番重要な案件である。この時期は、入学試験とそれに伴う教授会があり、欠席は許されないので、残念ながら押田自身は動くことができない。

　兵庫県は一県一医学部ではなく、神戸大学のほかに兵庫医科大学もある。それに隣が大阪なので、大阪の監察医務院の先生方が一緒に協力して行動するだろうと、微かな望みを繋いだ。

　ところが一月十八日の夜に、死者は二千人を超え、行方不明者も一千人を超えていた。十九日には死者は二千百九人、行方不明者が六百四十五人と、合計で四千人近くになった。後から分かるのだが、六千人以上の人が亡くなっていたのである。

想像を超える現場の惨状

やっと動きがとれるようになった一月二十一日、どうにか飛行機のチケットが取れて、押田は伊丹《いたみ》空港に着いた。

神戸は山が海まで迫っていて、山裾《やますそ》に新幹線と高速道路が集中して走っているが、海岸通りの方は交通が渋滞しているに違いないと考え、山の方から対策本部に入ることにした。たまたま前の日にも現地に行ったという個人タクシーと話がつき、まず宝塚に向かい、宝塚劇場と手塚治虫記念館が無事に形を残しているのを見た。

某暴力団の組本部では、家宅捜索に備えて井戸を掘って物資を溜め込んでいたが、地震が起こったので、所有物資を市民に放出していた。そのためにものすごい人たちがその場所に殺到していた。

こういう大災害の場合、コンビニは大体一時間で全部の商品がなくなる。神戸でもそうなって、物資を補給する車が渋滞に巻き込まれて、全然動きがとれなか

※宝塚劇場
兵庫県宝塚市栄町にある劇場。宝塚歌劇団の本拠地であり、各組によるミュージカル公演で毎年百万人以上の観客を動員する。そのほか音楽コンサートも定期・不定期に開催。

※手塚治虫記念館
兵庫県宝塚市にあるアニメ・マンガミュージアムである。宝塚市で約20年間を過ごした手塚治虫の生涯を称えて、没後5年にあたる1994年に青少年への夢を育ませる場として設立された。「自然への愛と生命の尊さ」を基本テーマとする。運営は宝塚市。

った。あるコンビニは日本海側から入るルートを確保し、暴力団の関係者たちも、別ルートでの物流を確保していたという。

神戸市内に入り、対策本部となっている生田《いくた》警察署の前にある生田神社を見た瞬間、声も出なかった。神社の立派な神殿が崩れ落ちて、屋根が地面に付きそうになっていたのだ。

関西での木造建築の多くは、屋根の板の上に土を盛り、その上に屋根瓦を置いてある。そのため屋根が非常に重い。これは台風に対する防災対策だったが、屋根が重いということが災いとなり、立派な木造建築のほとんどが壊滅したのであった。鉄筋コンクリートの生田警察署はしっかりと建っていたが、内部はかなり傷んでいて、階段がずれていたりしていたが、なんとか現地対策本部としての体裁は保っていた。

車は通行不能となっていたので、活躍していたのは自転車とバイクだった。後からわかったことだが、暴走族のあるグループが、この時にものすごく活躍した。この暴走族は、社会に貢献したことから更生していったという。

自分のビルは大丈夫でも、隣のビルが寄りかかっていたり、あるいは二つの棟があると、それを繋ぐ連絡通路が破壊しているビルもあった。

一階がコンビニとか駐車場になっている建物は、非常に悲惨なことになっていた。店や駐車場には、柱はあるが壁がない。壁があれば耐震構造にできるが、それがないため建物の一階部分は潰れ、一階と思ったところが二階であった。

新しい神戸市役所が高層ビルで完成しており、ガラスが割れたかもしれないが、建物の構造には異変がなかった。一階には大勢の被災者たちが住み込んだような形になっていた。その隣に九階建ての旧庁舎があったが、八階にしか見えない。七階部分が全部潰れていたのだ。

三宮《さんのみや》の駅前に行くと、これがあの有名な繁華街かと思うぐらいになっていた。商店街はほとんど崩れ落ちていた。

それらを見た後で、神戸大学の法医学教室を訪ねた。当時の教授は龍野嘉紹《たつのよしつぐ》教授で、押田より六つぐらい先輩の優秀な先生だった。龍野教授の住んでいた家は倒壊状態だったが、幸いにベッドの柵で助かり、足の打撲程度ということだった。

龍野教授はグラスの収集が趣味で、高価な世界中のグラスを集めていたが、それらが一瞬にして壊れ、沖縄で手に入れた湯飲み茶碗が一個だけ残ったという。龍野教授自身は幸いにも足の打撲程度だったが、神戸大学医学部の入学試験の責任者だったため、自分の家のことより、大学入試をどうするかという重要課題で走り回っており、被災者の遺体をどうするかということまで手が回らなかった。

そのため上野易弘《うえのやすひろ》助教授（現教授）が一手に采配を振るっていた。とにかく何千人という人が亡くなったことを証明する死体検案書を作らなくてはならない。その一部を拝見させてもらった。全身の図と顔、頭の図が付いていたが、どこが

※耐震構造
地震などによる水平方向の力に対して、十分に耐えることのできるよう設計された建築物の構造をいう。その技術的な基準は建築基準法に基づいて定められているが、建築物の用途、規模、構造の種別、土地の状況に応じて異なる。

※龍野嘉紹
法医学者。神戸大医卒。滋賀医科大教授、神戸大教授（平成2年〜平成13年）。

損傷してどこが識別できない状況になっているか、図で描かないと、たくさんの遺体の書類が作れない。ほとんどのケースは全身挫滅《ざめつ》、即死という形で、大変さを実感した。

応援の先生方は、一月十七日には何人が亡くなっているかわからないので、とにかく呼ばれた警察に皆で分担して出掛けたという。当時、神戸には監察医制度があったので、メンバーを大至急集めた。次々と死体を検案しても終わりがない、全体像が見えない中で遺体の山に取り組むという状況だった。

※全身挫滅
頭部はもとより身体のほとんどの部分を完全に潰された状態。

生死不明で混乱する被災現場

この大震災は、もし新幹線が動いている時間帯に発生していたら、被害はさらに大きくなっていたに違いない。新幹線には乗客者名簿がないので、何人乗っていたのか、その中に外国人がどのくらいいるのかすらわからず、個人識別が難しくなっただろう。

新幹線が動いていなかったのは、いくらかの救いではあった。また早朝で、殆どの人はまだ自宅にいたため、亡くなった人の身元が比較的分かりやすかった。

一家全滅の家屋で保険証が発見され、そこに遺体があったので葬式をしていたところ、「なんで俺の葬式をするのだ」という人が出てきたこともあった。全身挫滅や火災現場の個人識別は難しいもので、それが六千人ともなると大変なことであった。

道路脇には壊れたガラスがうずたかく積まれていた。大災害、大震災の時に外へ出ると、ガラスで損傷を受けるということが実感できた。また自動販売機がたくさん倒れていた。自動販売機は結構な重さがあるので、もしこれが朝の通勤・通学時であったらと考えると、恐ろしい思いがする。

地震時の大きな問題は、火事が起こることである。阪神・淡路大震災でも大きな火災が起こった。家が密集する生田区や長田《ながた》区などで大火災になり、三日三晩燃え続けた。

日本法医学会としても、捨て置くわけにはいかない。以前の飛行機事故を参考にして、大災害が起こった時には、庶務担当理事が組織化するということがほぼ決まっていた。その第一回目がこの大地震で、全国から有志の専門家たちが応援に来てくれた。

日本医科大学の大野曜吉教授が、神戸にたどり着いたのは二十二日だった。そのころには、ほぼ五千人以上の遺体の処理が終わっていたが、現場に行ってみると焼け焦げた骨があり、動物の骨なのか人間の骨なのかという判定を迫られたという。

結果として、死者は六千四百三十四人と、正式に発表された。

東日本大震災から南海地震、関東大地震

「東日本大震災」が起こった

平成二十三年（二〇一一）三月十一日十四時四十六分十八秒に、宮城県牡鹿《おしか》半島の東南東沖一三〇㎞を震源とする東北地方太平洋沖地震が発生した。地震の規模はマグニチュード九・〇で、発生時点において日本周辺における観測史上最大の地震であった。

震源域は、岩手県沖から茨城県沖までの南北約五〇〇㎞、東西約二〇〇㎞におよんだ。最大震度は宮城県栗原《くりはら》市で観測された震度七で、宮城・福島・茨城・栃木の四県三十六市町村と仙台市内の一区で震度六強を観測した。

発生当日の十六時二十分に気象庁が「平成二十三年東北地方太平洋沖地震」と命名したが、同年四月一日に、政府は持ち回り閣議で、「東日本大震災」とすることを了解した。

押田は、平成二十年三月に、日本大学医学部教授を定年となって法医学教授（研究所）となり、平成二十三年より名誉教授（法医学）となった。平成二十二年十

※東日本大震災
明治以降の日本の地震被害としては関東大震災、明治三陸地震に次ぐ規模となった。沿岸部の街を津波が破壊し尽くす様子や、福島第一原子力発電所におけるメルトダウン発生は、地球規模で大きな衝撃を与えた。発生した日付から3・11と称することもある。

※持ち回り閣議
閣議を招集せず、首相から閣議書を各大臣に回し署名を得て閣議決定とすること。

月から、縁があり材料科学技術振興財団（ＭＳＴ、世田谷区）の鑑定科学技術センターのＤＮＡ型鑑定部門の顧問となっていた。

この「３・11」震災の日は出勤日で、新築中の現センター向かいのプレハブの研究所で勤務していた。突然の震度五に驚いたが、阪神大震災後の経験でプレハブは倒壊しなかったことを知っていたので、安心して周囲を観察していた。

建物からはたくさんの人たちが飛び出してきたが、鉄筋コンクリートで新築中の現場では、作業員がそのまま仕事を続けていたのにはビックリした。

当日、新宿区の自宅に帰るのに、自動車で送ってもらったが、時速四㎞でしか走れず、最後には都営地下鉄に乗って帰った。ちなみに、最初に復旧した地下鉄は銀座線で、次が都営三田線、三番目が新設の都営大江戸線であった。

大きな地震とマスコミ報道

損害の大きさが気になったので、ニュースをチェックした。警察庁によると、十二日午後八時現在、地震による死亡者は八百二十一人以上、行方不明者は六百四十五人、合わせて千四百五十人以上としていた。

当日の栃木県での新聞号外は、「福島原発　八万人避難」「死者不明、千人超」とある。四月十八日には死者一万三千八百二一人、行方不明者一万四千百二十九人、

※福島原発
福島第一原子力発電所事故。地震による津波の影響により、東京電力の福島第一原子力発電所で発生した炉心溶融（メルトダウン）など一連の放射性物質の放出を伴った原子力事故である。国際原子力事象評価尺度（INES）において最悪のレベル７（深刻な事故）に分類される。

四月二十六日には死者一万四千三百五十八人、行方不明者一万千八百八十九人となっていった。

警察庁は、平成三十年三月九日時点で、死者は一万五千八百九十五人、重軽傷者は六千百五十六人。警察に届出があった行方不明者は二千五百三十九人と発表している。

現地での死体検案には、阪神大震災時の経験を生かした日本法医学会が取り組み、多数のボランティアが駆けつけて対応してくれた。死因としては、溺死一万四千三百八体（九一％）がもっとも多く、圧死・損傷死などが六六七体（四％）、焼死一四五体（一％）、不詳六六六体（四％）であった。

後日、宮城県で開催された東北大学医学部の同級会の時に、現地を詳細に見学した。

ビデオ記録の「以前に利用していた海水浴場の陸上六キロに及ぶ大津波」「新北上川《きたかみがわ》河口から約五キロの、海が見えない大川小学校の津波被害」「飛行機と一緒に流れる自動車」などの大地震を実感した。

なお、日本大学医学部の同窓会関係者の死亡者が予想外に多かったが、東北在住者が多い東北大医学部同窓会の関係者の死者は、勤務医が多く、少なかった。

※圧死
一定の重量を持つ物体と物体の間に挟まれた怪我、もしくは窒息等が原因で死に至ること。

災害の大きさと被害額

災害の大きさは、死者数だけでは判断できない。阪神・淡路大震災での死亡者の約六千余人と比べて、平成十六年十月二十三日に起こった上越《じょうえつ》地震では、死亡者が六十八人と圧倒的に少なかったが、被害額はほぼ同額であったという報道もされている。

東日本大震災での死者数は一万五千人以上と、阪神・淡路大震災の死者数と比較しても多いが、津波による行方不明の数が多いのが特徴である。また多数の漁船や農地が被害にあっている。

さらに、原子力発電所の破壊による被害は、長期にわたると予想されている。

	東日本大震災	阪神・淡路大震災
死亡	1万5863人	6434人
行方不明	2449人	3人
漁船の消失	2万2000隻以上	40隻
農地の被害	2万3600 ha	213.6 ha
被害額	16兆〜25兆円	9.9兆円

※上越地震
新潟県中越地震は、2004年(平成16年)10月23日17時56分、新潟県中越地方を震源として発生したM6.8、震源の深さ13㎞の直下型の地震。1995年の兵庫県南部地震(阪神・淡路大震災)以来、当時観測史上2回目の最大震度7を記録した。

予測される南海地震

平成二十一年〜二十三年に、国際高等研究所プロジェクト「天地人《てんちじん》—三才の世界」研究会に参加し、新しい知識を得た。

天：天文学（宇宙物理学、五人）と地：地球物理学（地震学、七人）の最先端の研究成果を、十一人の専門外の人が聞いた時にどのように反応するかという、それまで経験したことのない研究会に誘われた。

代表者は前京都大学総長の地震研究者で俳人の尾池《おいけ》和夫《かずお》先生で、共同研究者の竹本修三《たけもとしゅうぞう》名誉教授は押田の高校の同級生であった。

会場の国際高等研究所に、京都駅から奈良線で向かった。メンバーで医師は押田だけで、マスコミ関係者、天地以外の研究者の他に、冷泉家《れいぜいけ》時雨亭文庫《しぐれていぶんこ》常務理事冷泉貴美子氏と京都精華《せいか》大学マンガ学部長竹宮恵子氏が押田の隣に座っていた。

天文学の講演もまったく予想外の分野であったし、地球物理学の、今後予想される南海地震の話題は特に印象に残った。

・琵琶湖は徐々に北に移動しており、遠い将来には琵琶湾になる？
・南海地震は早く発生すれば、比較的被害は小さい。遅くなればなるほど被害は大きくなることが予想される。
・神戸市のように、平野部が狭い都市として静岡市が挙げられ、交通が麻痺する可能性がある。
・最悪の場合、名古屋から三重にかけて広範囲の水害が予想される。大阪では最悪の場合には、新幹線の新大阪駅あたりまで水害が及ぶ可能性もある。

※公益財団法人　冷泉家時雨亭文庫
京都市上京区にある公益財団法人。藤原定家の子孫であり、歌道の家として知られる冷泉家（上冷泉家）に伝わる古写本、建築、年中行事などの文化遺産を保存活用し、冷泉流歌道を継承することを目的として設立された。

・そのような場合でも、名古屋城や大阪城は残る。城を造るときに千年の歴史を調査しているのだろう。
・今大切なことは、手をつなぐことである。
と、次から次へと、聞いたこともない新しい知識を得て感動し、このような得難い会議に参加できたことを今後に生かそうと決意した。その後、「南海地震」関係の新聞記事にも注目し、過去の教訓を将来に生かそうと、法学部やロースクールの講義にも反映させていた。

関東大震災などの予測

今後の関東大震災に関しても注目されてきている。
関東大震災での危険に関しては、
①崩壊……ビルの強度が問題
※ガラスの破砕、自動販売機の倒壊、ブロック塀の崩壊など。
②火災……何時に発生し消火体制は
※道路の状況、水の確保・身元確認など。
③情報の混乱・救援体制
※デマ、孤立、道路情報など。

※関東大震災
1923年（大正12年）9月1日11時58分頃に発生した関東大地震によって、南関東および隣接地で大きな被害をもたらした地震災害。190万人が被災、10万人以上が死亡あるいは行方不明になったと推定されている。

④洪水の危険性

※東京には河川が多く、橋が落ちる。堆積など。

国の中央防災会議の想定では、二百年に一度の大雨で荒川が決壊するとされ、最悪の場合は百六十万人が暮らす地域で浸水被害が出て、都内では銀座でも約二mの浸水が予想されるとしている。

自治体による各地域被害想定では、国土庁の死亡者数十五万人、焼失四十四万余棟から、東京都区部の死亡者数三万五千余人、焼失四十七万余棟まで大きくばらついている。

※中央防災会議
災害対策基本法に基づいて設置された内閣の重要政策に関する会議の一つで、内閣総理大臣をはじめとする全閣僚、指定公共機関の代表者及び学識経験者により構成されており、防災基本計画の作成や、防災に関する重要事項の審議等を行う。

【コラム】死亡時画像診断について

近年、死亡時の死因究明の手法として死亡時画像診断（いわゆるＡｉ（Autopsy imaging））が注目されている。遺体をＸ線・CT（コンピューター断層撮影）やMRI（磁気共鳴画像法）などで撮影・読影することで、体表からの死体検案だけでは判明しない遺体内部の情報（骨折や内出血、空気の存在など）により、解剖の要否の判断や死因究明の精度の向上が期待されている。虐待を含む犯罪死の見逃しなどの捜査上の利点もあり、更に医療事故の原因分析などにも期待が集まっている。

死亡時画像診断は、侵襲性も低く、家族の同意を得られやすく、その後の剖検との併用も可能である。日本全国で広く普及してきているが、死体専用の検査施設の開設も必要であり、まだ発展途上にある。

この死亡時画像診断に多くの期待されている点は評価できるが、一方で、万能ではないことにも注意が必要である。つまり、死亡時画像診断のみでは、毒物の検索はほぼ不可能であり、すべての死因を鑑別できると勘違いしてはならない。

死亡時画像診断が法令用語に登場したのは、「警察等が取り扱う死体の死因又は身元の調査等に関する法律（平成二四年法律第34号）」である。

第四章　ＤＮＡ型鑑定最前線

～精度の増したＤＮＡ型鑑定とその問題点～

科学の進歩と真相究明

DNA型鑑定の誕生

遺伝子の本体がDNAであることが示されたのは一九四四年からで、一九五三年には、米国のジェームズ・ワトソンと、英国のフランシス・クリック両博士によって、二重螺旋《らせん》で知られるDNAの立体構造、いわゆるワトソンとクリックのモデルが発表された。両博士は一九六二年にノーベル賞を受賞した。

この二重螺旋の発見から急速にDNAの研究が進み、さまざまな分野でDNA研究が重ねられ、一九八五年がDNA型鑑定の夜明けとなった。

英国レスター大学の遺伝学者であるアレック・ジェフリーズらが、制限酵素を使ってDNAを分解し、得られた断片の違いに個人差が出ることをつきとめ、科学雑誌『ネイチャー』に論文を発表した。このDNAフィンガープリント法は、一人の人を二十〜三十本のバーコード状のバンドパターンとして表わしており、従来の血液型検査に比べて高い識別力と信頼性が注目された。

DNA型鑑定が初めて犯罪事件の捜査に使われたのは、一九八三〜一九八六年に英国レセスターシアのナルボロウ村の付近で起きた、三年間に二件の連続婦女

※制限酵素
酵素の一種。二本鎖のDNAを切断する。

※フィンガープリント法
DNAをある種の制限酵素で切断したとき生じるDNA断片の混合物を電気泳動により分離する方法。(指紋のように個人を識別できるという意味で、このように呼ばれた)。

強姦殺人事件であった。ある男が逮捕され、ジェフリーズがDNA型鑑定を依頼されたが、現場に残された精液斑と容疑者の男の血液のDNA型は一致しなかった。

警察は、付近の三つの村の十六歳から三十四歳までの男性四百九十六人すべてに血液の提供を求め、血液型検査とDNA型鑑定を行ったところ、現場の精液斑と一致するものはなかった。

ところが数カ月後に、被疑者の一人であったピッチフォークが、友人のケリーの血液を自分の血液として提出していたことが判明し、両人が逮捕された。そこで改めてピッチフォークから採血し、DNA型鑑定を行ったところ、現場の精液斑と一致した。ピッチフォークを追及したところ、彼は犯行を自供した。

鑑定結果として示された、血液と精液のDNAの出現頻度は七三八兆分の一であった。これがDNA型鑑定で解決された最初の事件である。その後、ジェフリーズ博士はエリザベス女王からサーの称号を授与されている。

DNA型鑑定の進歩

初期に実用化されたDNAフィンガープリント法は、親子鑑定では威力を発揮したが、安定した結果を出すには、熟練したテクニックが必要で、数千から数万塩基の壊れていない多量のＤＮＡ断片が必要で、操作も複雑だったので、犯罪捜査での個人識別には向かないと分かり、一九九〇年代には犯罪捜査に使われなくなった。

現在、主流になっているのは、ＰＣＲ法によるＤＮＡ型検査である。ＰＣＲ法は、わずか数時間の三十回ほどの温度の上下で、数百万倍（理論的には数億倍）の特定のＤＮＡ領域を複製できる。

わずかな生物試料からたくさんの遺伝子情報が得られ、古くなった試料からも検査ができるため、これまでの血清学的検査法では解決できなかった個人識別もできるようになり、法医血清学に大きな進歩をもたらした。

日本の警察が最初に取り入れたＤＮＡ型鑑定はミニサテライト多型で、警察庁科学警察研究所（科警研）が実際の事件で鑑定を行ったのは平成元年（一九八九）で、平成二年五月に発生した足利事件で用いられたのも、この型鑑定であった。

現在もっとも使われているＤＮＡ多型解析法は、マルチプレックスＳＴＲ（ショート・タンデム・リピート）で、コンピュータでタイピングできるソフトウェアが用いられている。足利事件の再鑑定に用いられたのもこの方法である。

常染色体だけでなく、父から男子にのみ伝わるＹ染色体上のＳＴＲも見出され、強姦事件におけるＤＮＡ型鑑定や、男性同士の血縁関係の鑑定に有用となっている。

※ＰＣＲ法
ＤＮＡサンプルの特定領域を数百万～数十億倍に増幅させる反応または技術。

※科学警察研究所
警察庁の附属機関。科学捜査・犯罪防止・交通警察に関する研究・実験を行うとともに、関係機関から依頼された証拠物等の科学的鑑識・検査を行う研究機関。

※ＳＴＲ
遺伝子の特定領域（遺伝子座）の中において、数塩基の短いＤＮＡの繰り返し領域の「反復数」をショートタンデムリピート（短鎖縦列反復配列）と呼ぶ。

北朝鮮に拉致された「横田めぐみさん事件」では、めぐみさんの生死は判明していないが、めぐみさんの子どもと言われている少女と、めぐみさんの母親である横田《よこた》早紀江《さきえ》さんの血液を検査したところミトコンドリアDNA型が一致したのである。

一つのヒト細胞には、数百のミトコンドリアが存在し、それぞれに数個の環状DNAがある。

ミトコンドリアDNAは核DNAと異なり、母親から子どもへ伝わる母系遺伝を示し、核DNAよりコピー数が多く存在するため劣化したサンプルからでも型を検出できることが多いという特徴がある。

核DNAの検査では結果が出にくい古代人のDNAや、高度劣化したサンプル、骨や歯、髪の毛などが唯一の生物学的サンプルである場合に、ミトコンドリアDNA多型を用いることがある。

医療面では病気と関連するDNA診断が注目されているが、法医学的DNA型鑑定では、病気になっても、年をとっても変わらない遺伝子の部位を検索している。また、確実に再現できることが、特に刑事関係では重要な要素となる。

十五年であった殺人の時効は、今では廃止されているが、三十年以上経過した古い血痕・精液斑などの微量な試料からも、確実に検査できることが重要である。

※横田めぐみ
北朝鮮による拉致被害者、政府認定の拉致被害者。横田と面識がある元工作員の金賢姫の証言によると、横田は工作員の日本語教育係や金正日一家の日本語教師を務めるなど、金一家の秘密を知っていることが帰国させない最大の理由であるとの見解を示し、横田は現在も生きていると主張した。

日本大学のＤＮＡ型鑑定「実習」

日航機の御巣鷹山墜落事故で、指紋・歯型・手術痕などの個人識別の特徴の重要性が認識されたが、バラバラになった多数の足を完璧に鑑別することが困難であった。押田は東北大学時代には、血液型の研究はしないとしていたが、このことがきっかけとなって、ＤＮＡ型の研究を始めるようになった。

日本大学医学部法医学教室では、一九九〇年頃からＤＮＡ型鑑定の基礎的研究を開始し、当時警察で実用化していた16塩基繰り返し構造のＭＣＴ１１８（Ｄ１Ｓ80）型に関する論文を少しずつ発表し始めていた。

四年生の医学部法医学実習に、このＤＮＡ型判定法を導入したいと考えたが、当時はＤＮＡの抽出、ＰＣＲ増幅、電気泳動《えいどう》、型判定までの全プロセスに数日かかっていたので、方法の改良に取り組んだ結果、全プロセスを一日で行うことが可能となった。

平成五年から、各医学生の血液を採取し、この血液からＭＣＴ１１８型を、自分で判定するという実習を取り入れた。この実習には医学生以外にも東京弁護士会会員や司法修習生も参加するようになり、さらに平成六年九月から、年一回、日本弁護士連合会（日弁連）の有志の弁護士などに対してもＤＮＡ型鑑定実習を

※電気泳動
荷電粒子あるいは分子が電場（電界）中を移動する現象。あるいは、その現象を利用した解析手法。特に分子生物学や生化学ではＤＮＡやタンパク質を分離する手法としてなくてはならないものである。

行い、鑑定原理、識別能力、識別精度などのＤＮＡ型鑑定に対する理解を広げる一助となっている。

その後ＤＮＡ型検査法は著しく進歩している。そのため、『Ｑ＆Ａ見てわかるＤＮＡ型鑑定』（現代人文社、二〇一〇年）を出版した。これには「ＤＮＡ型鑑定の実際」というＤＶＤがついていた。実際に日本大学法医学教室で行ったＳＴＲ型の検査を、専門家と一緒に新人弁護士も経験するＤＶＤ映像が入っており、最先端のＤＮＡ型検査の実際を理解することができるものである。

科学者の良心が問われる時代に

現在わが国の刑事事件で用いられているＤＮＡ型鑑定は、人のＤＮＡの全部を対象とするものではない。全体のＤＮＡのごく一部の多型性を示す部位に注目して行う鑑定である。

ＤＮＡ型鑑定が登場した当初には、「究極の科学鑑定」と呼ばれ、「決め手」として取り扱われたが、その当時のＤＮＡ型鑑定は、基本的には血液型鑑定の一種とみられ、証拠のひとつに過ぎず、他の証拠との整合性に留意する必要があった。

その後の十五種のＳＴＲを用いたＤＮＡ型鑑定では、およそ10の20乗（1垓《がい》）に数人のレベルまで、ＤＮＡ型の同一性を絞ることができるようになり、一卵性の双生児でなければ、地球上に同じＤＮＡ型のヒトはほとんど見られないレベルにまで発展し、実用化されてきている。その後二十一種のＳＴＲを用いたＤＮＡ型検査が警察では導入されている。

このように、機器精度の向上とともにＤＮＡ型鑑定の方法は急速に進歩したが、それに伴って新たな問題点も浮上してきた。

犯罪現場で採取される鑑定試料は、どれが直接犯罪に結びついているかは、当初には分からない場合が多く、犯罪に直接関係しない資料が紛れ込んでいる可能性もある。そこで、犯罪現場の試料の採取法、採取試料の範囲に関して、一層の専門的な検討が必要になっている。

判決の根拠となるＤＮＡ型鑑定試料への、多数の関係者の無神経な接触や、室温での保管状況、鑑定手続きの不自然さ、客観的な鑑定結果（写真や電気泳動図）の不提出などが、現在裁判で争われている。

最終的に鑑定人の目で検査結果を判断するので、検査手法を誤って鑑定すれば、重大な誤りを生じる結果になる。しかも、人為的に検査結果を捏造することさえ容易にできてしまう可能性もあるのだ。

科学が進歩すればするほど、鑑定人の誠実さと慎重さが一層求められ、科学者の良心が正に問われていることになる。

進歩したDNA型鑑定では、数十年以上経過した古い試料でも、微量な試料でも犯罪を証明できる一方で、犯罪に関係がないという無実をも高い確率で証明できる特徴がある。

近年の米国では、イノセンス・プロジェクトによりDNA型鑑定を施行した百二十五の誤判例が明らかとなり、なぜ無実の人が自白をしたかのレポートが注目を集めている。その後、死刑囚十七人を含む二百三十二人もの刑確定者が、DNA型鑑定で冤罪《えんざい》であることが明らかになった。

正式なDNA型鑑定さえ施行されずに、虚偽の「鑑定書」で有罪にされていたケースも紹介されており、日本でも疑問が生じた場合、再鑑定が保証されるような法律の必要性が議論されてきている。

その後のDNA型鑑定をめぐる様々な動きに対応して、「Q&A見てわかるDNA型鑑定（第2版）」を二〇一九年六月に刊行した。

※イノセンス・プロジェクト
DNA型鑑定によって冤罪証明を行う非営利活動機関。

※冤罪
無実であるのに犯罪者として扱われてしまうこと。濡れ衣。

別人の臓器が提出された不可解な保土ヶ谷事件

警察はただの酔っ払いと判断

平成九年（一九九七）七月十九日午前零時半頃、横浜市保土ヶ谷《ほどがや》区のある交差点に、一台のジープがハザードランプを点けたまま止まっていた。左前輪はパンクし、前のフェンダーが凹んでいた。フロントガラスにはクモの巣状のひび割れが入っていた。

ジープを見つけた人から通報があり、保土ヶ谷警察署のパトカーが現場に駆けつけた。車内には男性がぐったりしていたが、パトカーの巡査二名は、酔っぱらって寝ているのだと判断し、車を道路脇に移動させて、そのまま警察活動に戻って行った。

ところが、午前十一時頃になって、別の人によって異常が通報され、男性は病院に搬送されたが、すでに死亡していた。その死体を解剖した監察医は、死因を心筋梗塞と判断したというのである。

このように記すと、どこにでもある事故のようだが、後に展開する異常な事態に押田も巻き込まれ、予想外の事件になっていったのである。

※ハザードランプ
「非常点滅表示灯」とも呼ばれ、駐停車の際に自車の位置をアピールさせる時に使う、故障して動けなくなった際に使用する。

※心筋梗塞
心筋梗塞は日本人の死亡原因の上位に挙げられている疾患で、突然死の原因にもなり得る、心筋に血液と酸素を送る冠動脈が動脈硬化のため、心筋に血液を送ることができない状態になることで、心筋が酸素不足に陥り壊死を起こしてしまう状態。

男性の妻が連絡を受けたのは午後になってからだった。警察に駆けつけた妻は、夫の遺体と破損したジープを受け取り、免許証と車のキー、小銭入れなどの遺品を渡された。その時には、警察はパトカーが先に出動して車を移動したなどの、詳細な事実は知らせなかったという。

葬儀が行われた後になって、遺族は車両が発見された場所の近くに住んでいた人から、最初にパトカーが来て車を移動したということを知らされた。また、葬儀で遺体の着物を着換えさせる時に、遺体の胸にはメスの跡がないのを見ていた。ところが、死体検案書には、監察医によって司法解剖が行われ、死因は心筋梗塞と書かれていたことを、後から気づいたのである。

夫人と三人の男の子の遺族は、「実際に解剖したのなら、その証拠を見せてほしい」と申し出たところ、監察医は、「そんなもんあるか、俺も警察の被害者だ、そんなことは警察に言え」と暴言を吐いたという。

そこで、男性の遺族は、平成十年九月に、男性が死亡した原因は、警察官が発見したときに、ただちに病院に送るなどの救護措置を怠って放置したことにあるとして、署員二人と解剖に立ち会った署員一人を保護責任者遺棄致死罪で、さらに監察医を虚偽診断書作成罪で横浜地検に告訴したのである。

※虚偽診断書作成罪
医師が公務所に提出すべき診断書・検案書・死亡証書に虚偽の記載をした場合に成立する犯罪。

平成十二年二月、横浜地検は署員二人と監察医を嫌疑不十分で不起訴処分とし、署員一人を嘘の解剖時間を書いた虚偽公文書作成罪では起訴猶予としたのである。

遺族はこれに納得ができないとして、七月に監察医と警察を管轄している神奈川県を相手取って、横浜地裁に一億六千万円を請求する損害賠償請求訴訟を提訴した。

同一人物の臓器か否かを鑑定

夫人が、ある弁護士のルートを通じて、押田のもとへやってきたのはそういう時期だった。当時、死刑か無期懲役というレベルの相談しか受けていなかったが、この夫人が一般的な女性と違って感情的にはならず、物事を理性的に見て、客観的な話し方をしている人だと実感して、「できるだけ協力しましょう」と引き受けた。

その後、「司法解剖して摘出した心臓」が保存してあるということが判明した。しかし夫人は、夫の遺体に解剖した傷跡がなかったと言っており、現実に臓器が保存してあるなら、それが本物かどうかを鑑別することはできるだろうと夫人に説明した。

亡くなった夫は火葬されていたので、血液型はわからないが、夫婦の間には実子の男子三人がいるので、そのDNA型の組み合わせによって、亡くなった人のDNA型は詳細に判別ができる。それと残されているとする摘出された臓器のDNA型の鑑定をすれば、本物か偽物かは一目瞭然にわかると説明すると、「ぜひ鑑定をお願いしたい」ということになった。

平成十二年九月、横浜地方裁判所で第一回目の民事裁判が開かれ、摘出臓器があるとなった。

裁判所から押田に、その保管している臓器が、解剖されたとする夫のものであるかどうかを鑑定してほしいと、正式な依頼があった。

鑑定を引き受けるためには、裁判所に出頭して「宣誓」をすることになる。押田は平成十三年四月六日、横浜地方裁判所第九民事部に出頭して宣誓し、法廷でプラスチック容器に入ったプレパラート染色標本六十七枚を受け取った。

この臓器がどのような状態か、間違いなく受け取ったかを一覧表をチェックしている時に、異様なことに気がついた。ある標本は矛盾がないとしても、別の標本は矛盾しているところもある。裁判所の書記官に来てもらって、標本が間違いないかどうか、もう一度見てもらうことにした。こんなことは押田も経験したことがない。

八月三十一日に、「この標本を作るためのブロックがあるはずだから、それを

※プレパラート染色標本
顕微鏡観察の際に試料の検鏡を可能にするため染色した標本。

出してくれ」と請求し、十八個のブロックを預かった。ところが、このブロックを預かった時にも、先に受け取った標本と合わないものがあることに気づき、これも裁判所に確認をしたのである。

※ブロック
プレパラート染色標本を作成するための切出し前の状態。

判定できない異様な標本

平成十四年二月になって、夫人と子供三人の採血をし、DNA型鑑定をしようとなった。この当時、DNA型鑑定はかなり進歩していて、日本大学法医学教室で現在使われているようなSTRという検査が、ほぼできるようになっていた。

平成九年に亡くなって、平成十三年に臓器を受け取ったので、すでに四年経過していた。そこで、大学の教室で、以前に法医解剖しホルマリン固定されている臓器では、DNA型検査ができるのかどうかということを、予備的にやってみたところ、すべての臓器で簡単にDNA型鑑定ができた。

こうして親子鑑定もしっかりやれば、この臓器が合っているかどうかは一目瞭然になるという予備検査の結果を得たので、これなら二カ月か三カ月で結論が出るだろうという見通しだった。

ところが、受け取ったプレパラート染色標本とブロックの標本が合わないのだ。

そこで裁判所を通して、「このホルマリン標本はどのようにして、何パーセントのホルマリンで固定しているのか、詳細なデータを教えていただきたい」との問い合わせをしたが、返事はなかった。

仕方がなく、予備的に切り出した標本についてDNA型の検査をしたところ、教室で行った標本では簡単にDNA型の検査ができたのに、なんと、この型判定ができないということになったのである。

この標本が異様に古いのか、あるいは常識的なホルマリン固定ではないような操作が加わっているのかをぜひ知りたいと思い、ふたたび「どのようにして保存したのか詳細を教えてほしい」と申し出たが、これも梨のつぶてだった。

そこで、DNAの抽出法を種々検討したが、提出された臓器の一部は、夫人と三人の子どもから推定できる夫のDNA型と矛盾していることがわかった。この結果を得るまでに二年間という時間がかかったということも予想外であった。

その他にも、提出されたブロック標本のうち十七個は、プレパラートHE（ヘマトキシリン・エオジン）染色標本と形態学的に一致していたが、肺臓二個と一致するブロック標本二個は提出されていない。プレパラートのHE染色標本と形態学的に一致しないブロック標本が別に一個あった。

提出されたプレパラート染色標本六十七枚のうちには、対照と記された染色標本も混在していた。つまり遺体のものではないものが入っていたことになる。

これは、解剖したかどうかを考える上では非常に重要な結果で、「臓器は間違いなくこの遺体から取ったものだ」という警察の主張と、大きな矛盾がある。

検察側鑑定人も別人の臓器とした

鑑定人尋問を受けることになった。第一回目の鑑定人尋問は、平成十五年十一月二十八日に行われた。鑑定人尋問を受けた時には、この事件そのものが、マスコミでもかなり注目されるようになっていて、傍聴人は抽選になるような状況だった。

鑑定人尋問の中で、DNA型鑑定が異なっていることについて、決定的な証拠になりかねないため、警察側や被告人側の弁護士も、真剣に突っ込んできた。

対象となるドットより色がはっきりと発色しているのが陽性だという、ドットブロットという方法でもDNA型鑑定をしていたので、押田は鑑定書と同じネガを使って濃く印画し、どちらが濃いかを判別しやすい資料を参考までに持って行ったのだが、警察側の弁護士から拒否されてしまった。

通常では親子鑑定の場合、三カ月以内で結論が出ることを詳細に説明し、ブロックが提出されたとしても、数年ぐらい経過した試料であれば、簡単に最先端のDNA型鑑定ができるはずなのに、その方法が使えなかったので、中間報告に一年、最終報告までに二年もかかったということも説明した。

それ以外にも、本来、普通にDNAが抽出されるのであれば、詳細なDNA型鑑定で識別ができるのにその方法が使えない。その理由はよく理解できないが、次善の策で検討した結果、提出された臓器は、夫人と子どもから提出されたDNAの型と矛盾していたと証言した。

それでは足りないとなって、平成十六年二月十三日に第二回目の鑑定人尋問を受けた。この尋問によって、押田が行った鑑定については、裁判官は十分に理解できたと思われた。


三月に横浜地方検察庁は、臓器片を押収し、別の大学の鑑定人にこの臓器のDNA型鑑定を依頼したところ、男性とは別人のものとする鑑定が出された。

そのことを報道した新聞によると、驚くべきことに夫はAB型だが臓器片はB型の女性だったということである。しかし、これについては、押田は重大な疑いを持っているが、実際に鑑定書を見たわけではないので、詳細な反論はしないことにした。

その後に結審し、平成十八年四月二十五日に横浜地裁で判決が出た。一億数千万円の請求に対して、実際の判決では、慰謝料として五百万円プラス弁護士費用を支払えというものだった。この内容では原告側の家族も、被告の神奈川県警も承服できないということで控訴になった。

平成十九年九月六日、東京高裁で、一億六千万円請求の訴訟に対して、五百五十万円の慰謝料プラス弁護士費用を支払えということで、双方の控訴を棄却するという判決が出た。

もう少し事件の問題点を詳細に追及しなければいけないと思ったが、その控訴審判決の後に夫人が訪ねてきて、こう言った。

「私は損害賠償がほしかったわけではなく、お父さんの霊を慰めるための訴訟と思ってやったのです。何が真実でどれが嘘だったかをはっきりさせてくれるのが裁判だと思って期待していましたが、結果的に解剖はしたことに認定された。私は裁判というものが真相究明の場ではないことを実感しました。もう疲れ果ててしまいました」「つきましては、いろいろ努力してくださったことについて、心からお礼を申し上げたいと思っています。しかし、上告して争うことはやめます」夫が亡くなってから十年間が経っていた。

押田は「鑑定人として、鑑定結果が十分に生かせたかについては、反省すべきことがあるかもしれませんが、裁判を経験すればこういうことであったと、広く社会に正確に訴えていってほしい」とお願いしたが、夫人ははっきり「はい」とは答えなかった。

※慰謝料
生命・身体・自由・名誉・貞操などが不法に侵害された場合の、精神的損害に対する損害賠償金。

この事件については、DNA型鑑定専門家の観点から見ると、本当に解剖したかどうかは非常に怪しいと言わざるを得ない。臓器についても多くの疑問点があり、当時は不可能だったが、新しいDNA型鑑定の方法でDNAを抽出すれば、あるいは明らかな結論が出るのかもしれない。

この鑑定をした当時の専門家として持っていた技量が、果たして判断するのに十分だったかどうかということを、反省させられる事件でもあった。

この裁判が長引いて（あるいは上告して）いれば、足利《あしかが》事件でDNA型鑑定が注目され、菅家《すがや》氏が釈放されるよりも後まで引き続いていたら、違う判断もあり得たのではないかとも思われる。

「タラ、レバ」は現実にはあり得ないが、押田にとって、今でも納得のいかない事件の一つであることは明らかだ。

新しいDNA型鑑定で逮捕された足利事件

DNA型鑑定が問題に

平成二年（一九九〇）五月十二日午後七時頃、栃木《とちぎ》県足利《あしかが》市内のパチンコ店に来ていた客の長女（当時四歳）が、駐車場で遊んでいたところ行方不明になり、翌十三日に渡良瀬川《わたらせがわ》の河川敷で死体となって発見された。

警察が懸命の捜査をしたが、捜査線上に菅家利和《すがやとしかず》氏（当時四十五歳）が浮上した。警察は一年以上も彼を尾行し、ゴミ収集場に捨てたティッシュペーパーに付着した体液のDNA型が、犯行現場近くから発見された被害女児の半袖下着に付着していた精液のDNA型と一致したとして、平成三年十二月一日、菅家氏に任意同行を求め、その夜遅くに自白を得て、翌日逮捕した。

当時、最先端のDNA型鑑定で容疑者を逮捕したということで、新聞でも大きく報じられた。

その後、菅家氏は自白を翻《ひるがえ》したり認めたりし、第一審裁判の過程で自白を翻していたが、地元の弁護士は、早く犯行を認めて情状酌量を獲得する作戦だった。

ところが、平成五年七月七日に、宇都宮地方裁判所は、DNA型鑑定を最大の決

※情状酌量
裁判官が諸事情を考慮して、刑罰を軽くすること。また、一般にも過失をとがめたり、懲罰したりするときに、同情すべき点など諸事情を考慮すること。

め手にして無期懲役の判決を言い渡したのである。

その後、菅家氏と同業の幼稚園バスの運転手だった西巻《にしまき》さんが、ＤＮＡ型鑑定について書いた弁護士の論文を読み、会ったこともないその弁護士に菅家氏の弁護をお願いしたことから、ＤＮＡ型鑑定に関する問題点が浮かび上がってきた。しかし、平成八年五月九日には、東京高裁は控訴を棄却し、無期懲役の判決を維持していた。

当時はＤＮＡ型検査の黎明期《れいめいき》でもあり、いくつかの問題点が指摘されていた。この事件で使われたＤＮＡ型鑑定は、ＭＣＴ１１８型（今ではＤ１Ｓ80型）という方法であった。ＤＮＡ型を検査した科学警察研究所の鑑定書では、菅家氏の血液の型と、現場の体液と一致するとされていたが、これがどれほどの出現頻度《ひんど》かが大きな問題であった。

当時、同じ型の人は一千人に一・二人とされていたが、その後に科学警察研究所で検査したデータが増えてくるにつれ、同じ型は一千人に二・五人、さらに五・四人、ついには六・二三人と、当初の五倍以上に変化していったのである。そうなると足利市内の成人男性だけでも、同じＤＮＡ型の人は二十五人も該当することになる。それにもかかわらず、ＤＮＡ型の再鑑定がなされないまま、一審と控訴審で無期懲役としていたのだ。

※黎明期
夜明けにあたる時期。新しい文化・時代などが始まろうとする時期。

菅家氏の毛髪を鑑定する

その後、最高裁に上告され、平成八年秋に、担当の弁護士たちが押田を訪ねてきて、本当にこのDNA型が一致するのかどうかを確認したいと相談された。

その二年前の平成六年九月六日に、日本弁護士連合会に所属する有志の弁護士たちに、日本大学医学部法医学教室でDNA型鑑定の実習を実施しており、その弁護士も参加していたのである。

弁護士は「菅家氏のDNA型を、新しい鑑定法でチェックしてくれないか」と言ったが、押田は、「もう判決が控訴審まできているし、判決の中でDNA型についても公表されているので、いまさら検査をしても無駄だし、やる必要はあるんですか」と言った。しかし、弁護士たちもなかなか後に引かないので、元々の科学警察研究所の鑑定書を見せてくださいということになった。

それを見たときに、いくつかの大きな問題があることに気づき、科学警察研究所で鑑定した内容を詳細に検討した。

まず、当時から問題が指摘されていたサイズマーカーという、長さを測る物差しに問題があった。MCT118型というのは、16塩基の繰り返しが何回あるかという回数を測定しているもので、たとえば16㎝の繰り返しが何回あるかと問われた時に、正しく判定するには、物差しに最低16㎝の目盛りが付いていな

※日本弁護士連合会
日本の弁護士会の連合会。日本では弁護士・外国事務弁護士として活動する場合、全国52の単位会のいずれかに事務所を置く地域の弁護士会を通じて、必ず加入が義務付けられている強制加入(制)団体である。

ければできないわけで、できれば半分の８㎝目盛りの物差しがなければ、正確に判定できないことは一目瞭然だ。

しかし、当時一般的に使われていたサイズマーカーの１２３ラダーマーカーは、なんと１２３㎝の目盛りの物差しだったのである。その後に開発されたアレリックラダーマーカーは16㎝間隔の目盛りで、このアレリックラダーマーカーによって、菅家氏のＤＮＡ型を検査してみる価値はあるということになった。

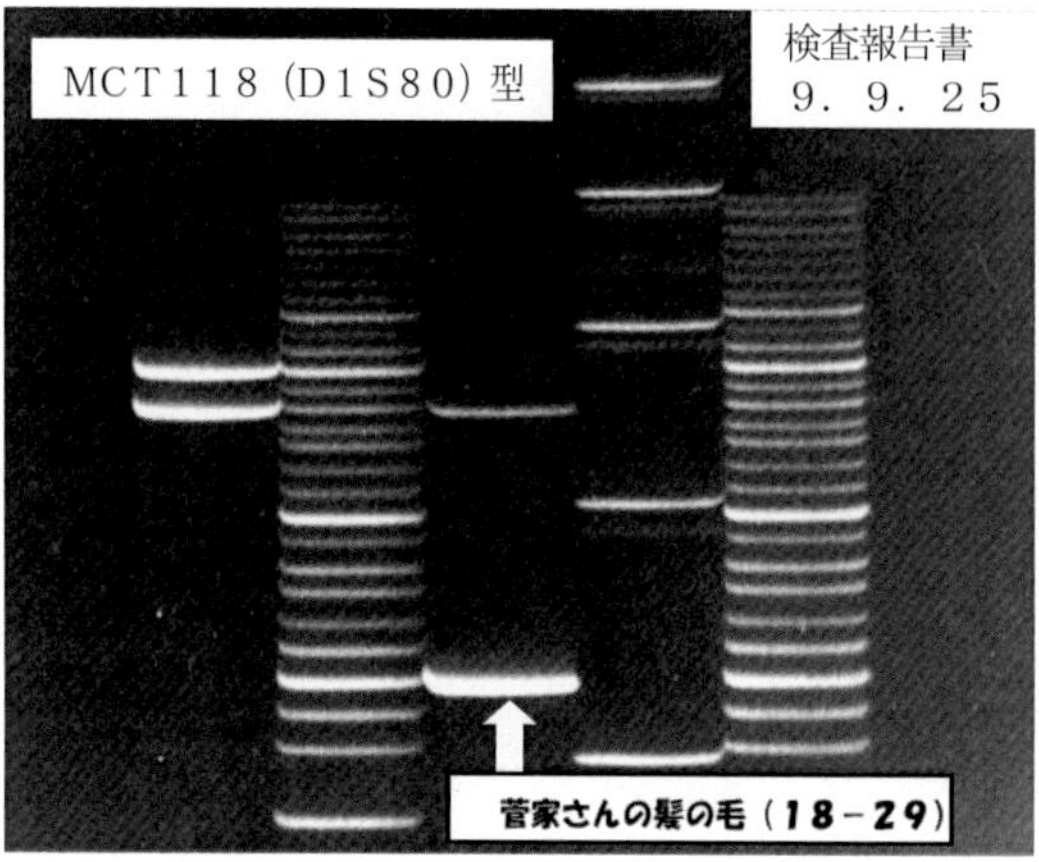

ただ、そこには大きな問題があった。菅家氏は無期懲役の判決を受けて拘置所に収監されていたので、直接本人の身体から試料採取できないから、菅家氏の血液を採取することができないのだ。
いろいろと考えた末に、菅家氏の毛髪を自分で引き抜いてもらい、それを

ビニール袋に入れて、封書で担当弁護士に送ってもらうことにした。封書が弁護士事務所に届いたのは、平成九年一月だった。

ビニール袋に入った毛髪は、黒い毛髪が三十一本と、白い毛髪が十三本の合計で四十四本あった。そこで毛根のはっきりした毛髪を、仮にA・B・C・D・Eと名付け、毛髪Aについて、従来からわれわれが施行しているMCT118型（その後D1S80型）の型判定ができるかどうかについて予備検査をしたところ、良好な結果が得られたので、正式鑑定に入った。

まず毛髪Bについて、DNA型判定をしたところ、犯人のものとされている18―30型ではなく、18―29型という結果が出たので、押田は非常に驚いた。科学警察研究所が、当時の最新のDNA型の検査をして、その結果に基づいて控訴審でも無期懲役の判決が出たものと思っていたからである。

型が一つ違えば他人であるというDNA型の特徴から、これは大変なことになったと思った。

そこでC・D・Eについても検査をしたところ、同じように18―29型という型判定が出た。そこで残りの毛髪は、疑いが生じた場合に、これを第三者が検証できるように手を加えないことにして、マイナス八十℃で保存した。

この結果を、どう解釈すれば良いのか。警察は真犯人でない人を逮捕していたのか、あるいは実は真犯人だが警察のDNA型鑑定が間違っていたのか。いずれにしても重大な結果なので、この結論をしっかりと記載して、表題は「検査報告書」とし、平成九年九月二十五日付で署名し提出した。この報告書は弁護士を通じて最高裁に提出された。

この「検査報告書」は、東京高裁が出した判決と異なる重大な結果なので、たとえば押田に検査の詳細について証言を求めるのではないかとか、裁判官が職権によってＤＮＡ型の再鑑定を依頼するのではないかと期待していた。

この検査報告書を、最高裁の担当者が目にしたと思われるが、何の反応もないまま、最高裁は平成十二年七月十七日、科学警察研究所で行ったＤＮＡ型鑑定は信頼できると判断して、上告を棄却、無期懲役が確定してしまったのである。この上告を棄却するという決定の中に、押田検査報告書については一言も述べていなかった。

後の平成二十二年三月十四日付の『下野新聞《しもつけ》』の記事では、この上告棄却をした十日前の七月七日に、足利事件の弁護団に加わった岡部保男《おかべやすお》弁護士が、最高裁判事の下で事前審査にあたる女性調査官（判事）らと面会し、「今、再鑑定をやらないと、裁判所は十年後に恥をかきますよ。それでもいいのですか」と詰め寄ったが、女性調査官は「はあ」という曖昧な返事を繰り返したと記録されている。

弁護団としては、このまま済ますわけにいかないとして、平成十四年から再審

※下野新聞
栃木県の地方新聞。１８７８年（明治11年）創刊。毎日新聞社と資本・協力関係にある。

請求を始めた。再審請求は新しい証拠がなければ認められないが、押田が書いた検査報告書について、上告棄却決定の中に書いてないので、新しい証拠になり得るとして提出された。

マスコミも「これはおかしい」

ところが、平成二十年二月十三日、宇都宮地方裁判所は再審請求を棄却した。再審請求棄却の理由は非常に理不尽なもので、宇都宮地裁は、「検査対象試料の来歴に関する裏付けのない押田報告書にあっては、その証拠価値が極めて乏しい。押田報告書及びT報告書の証明力はいずれも乏しく、本件ＤＮＡ型鑑定書の証拠力を何ら減殺させるものではない」と判断していたのである。

宇都宮地裁の判断に、マスコミもこれはおかしいということで、平成二十年二月十九日（火）の、テレビ朝日の『スーパーモーニング』で「拝啓、裁判長　異議あり」という特集の報道をしたのである。もしＤＮＡ型が違うということであれば、なぜ証人尋問をしないのか？　あるいは第三者の検証をしないのか？　ということになってきたのである。

そういう状況で、東京高裁に即時抗告をした。そして、徐々にＤＮＡ型の再鑑定が必要ではないかという世論が形成されるようになってきた。

※再審請求
判決が確定した事件について、法に定められた事由がある場合に、判決を取り消して、裁判の審理をやり直すよう申し立てること。

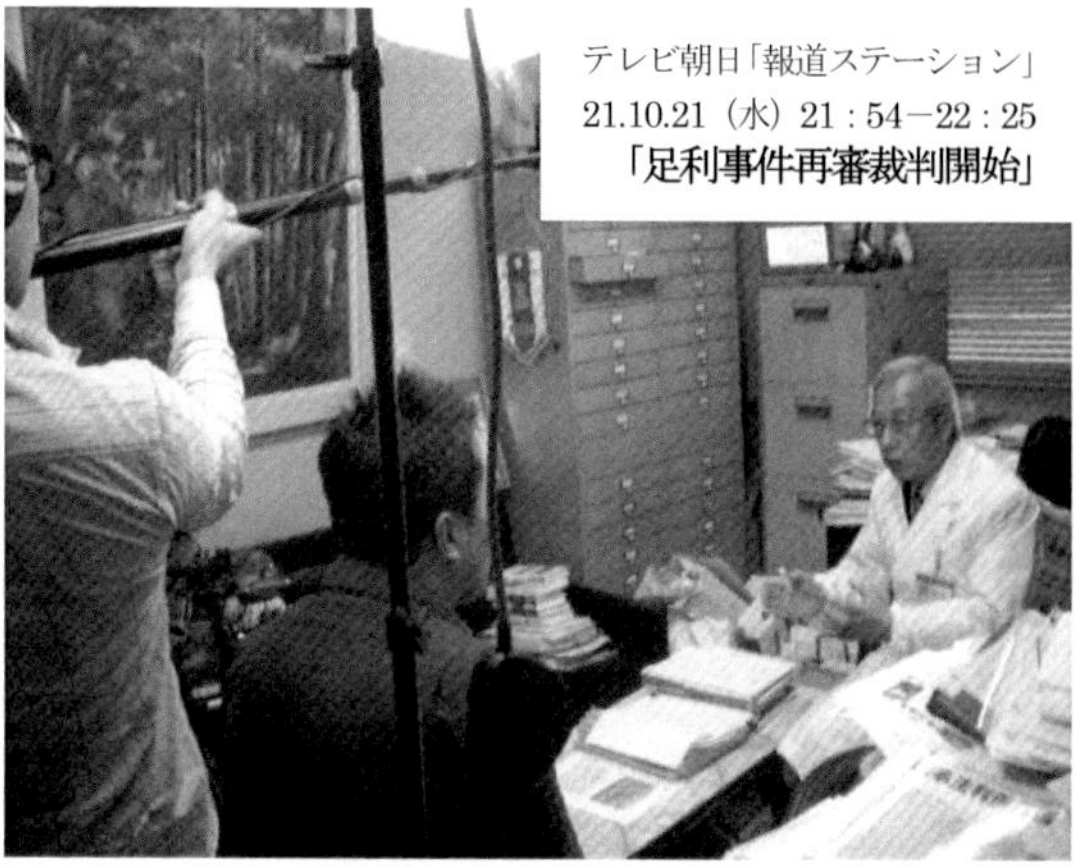

テレビ朝日「報道ステーション」
21.10.21（水）21：54−22：25
「足利事件再審裁判開始」

押田の報告書が「証拠価値が乏しい」と言われたので、棄却理由について反論せねばならないだろうということになった。菅家氏の兄弟の毛髪を提供したのではないかという余計な疑問も持たれており、菅家氏の実兄が協力してくれたので、その実兄の血液と毛髪を採取させてもらい、日本大学医学部法医学教室に保管している菅家氏の毛髪と比較することになった。

日本大学医学部法医学教室内に保管されている毛髪について、改めて弁護士立ち合いのもとに、毛髪の封書がマイナス八十℃で保存されていることを確認した後で、鑑定を行なった。

両方はＹ染色体が一致し、ＳＴＲ（現在、犯罪捜査に使われているショート・タンデム・リピート）という型十五種類のうち七種類で一致し、父親が同じで兄弟である可能性が高いと

※Ｙ染色体
性染色体の一つ。正常な雄個体ではＸ染色体と同時に存在し、正常な雌個体には存在しない性染色体をＹ染色体という。

証明された。この鑑定結果などを鑑定書にして、平成二十年十一月十三日付で提出した。

検察側・弁護側の鑑定人が「犯人のDNA型と不一致」と結論

　最終的にDNA型の再鑑定が決定されたのは、平成二十年十二月二十四日だった。後に提出された再鑑定書によると、平成二十一年一月から具体的にDNA型鑑定の再鑑定が実行されている。

　詳細なDNA型再鑑定の経過その他については、押田たちは知らされていなかったが、四月下旬にはマスコミがDNA型鑑定の内容をリークし、新聞に「どうやらDNA型の鑑定で菅家氏が真犯人ではない、不一致であるという結果が出たらしい」と大きく報道していた。

　平成二十一年五月七日に、検察側の鑑定人として依頼された大阪医科大学の鈴木《すずき》廣一《こういち》教授の鑑定書が受け付けられ、一方で、弁護側鑑定人の筑波大学本田《ほんだ》克也《かつや》教授が作成した鑑定書には、五月八日の裁判所の受付印が付いている。

　提出された鑑定書について弁護側から意見を求められ、押田は、鑑定書コピーで詳細に検討した。鈴木教授の鑑定書は、大筋で非常に慎重に鑑定していると読

※鈴木廣一
法医学者。大阪医科大学卒業（昭和55年）。大阪医科大学教授（法医学）。

※本田克也
法医学者。筑波大学医卒業。信州大学助手、大阪大学助教授、筑波大教授。

み取れ、弁護側鑑定書は誤字脱字を含め、少し検討する余地がある印象を受けた。

結果的には、検察側が依頼した鈴木鑑定人の「犯人のＤＮＡ型と、この菅家氏のＤＮＡ型が不一致である」ということが決め手となった。この回答については弁護側の本田鑑定人も一致していたので、明らかに菅家氏が無実であることが証明されたのである。

菅家氏はその後の六月四日に、無罪判決の出る前に釈放された。再審で無罪が確定する前に、身柄が釈放されたという例を、押田はこれまでに聞いたことがなかった。

最新のＤＮＡ型鑑定では「型が一つでも違えば関係者ではない」という証明ができるという特徴がある。犯人として追及する手段として抜群のものだが、事件と関係がないことを、一発で証明することができるのでもある。


釈放された菅家氏は、再審裁判を請求し、宇都宮地裁で再審裁判が開始された。平成二十二年二月十二日、検察官からの異例の無罪請求となり、検察官は深々と頭を下げ謝罪した。三月二十六日、宇都宮地裁で裁判長が菅家氏に無罪判決を申し渡した後、左右の陪席裁判官とともに法壇で起立し、「真実の声に耳を傾けられず、誠に申し訳なく思います」と、深々と頭を下げたと報道されている。

平成二十三年一月、宇都宮地裁裁判長は、菅家氏を誤認逮捕した平成三年十二

※刑事補償
刑事訴訟で無罪判決を受けた場合、国に対して金銭の補償を請求することができる。逮捕又は勾留された期間１日あたり、「１０００円以上１２５００円以下」の範囲内とされている。

月二日から、釈放された平成二十一年六月四日までの六千三百九十五日は刑事補償対象の、身柄拘束期間と判断した。

　平成二十二年の正月に、押田は、菅家氏が笑顔を見せる顔写真が付いた年賀状をいただいた。しかし、これで一件落着とするにはいかないのである。

足利事件略年表

平成２年（1990）	５月 12 日	足利事件発生
平成３年（1991）	12 月 ２日	菅家氏逮捕
平成５年（1993）	７月 ７日	宇都宮地裁　無期懲役
平成８年（1996）	５月 ９日	東京高裁　控訴棄却
平成９年（1997）	９月 25 日	押田意見書
平成 12 年（2000）	７月 17 日	最高裁　無期懲役確定
平成 14 年（2002）	12 月 25 日	再審請求
平成 17 年（2005）	５月 12 日	時効成立
平成 20 年（2008）	２月 13 日	再審請求棄却
	11 月 13 日	押田再意見書
	12 月 24 日	東京高裁ＤＮＡ型再鑑定決定
平成 21 年（2009）	６月 ４日	再審開始決定、釈放
平成 22 年（2010）	３月 26 日	宇都宮地裁　再審無罪
平成 23 年（2011）	１月 14 日	刑事補償決定(約８千万円)

　後述する「東電女性会社員殺害事件」でもそうだが、最高裁に提出した押田の意見書は、どこにも検討された痕跡も見られない決定によって、無期懲役が確定したのである。平成九年に提出した毛髪のＤＮＡ型検査で、東京高裁判決と食い違いがあると指摘したが、なぜ、そのときにＤＮＡ型の再鑑定をしなかったのかが問題である。

　最高裁の裁判官が判断する前に、裁判官の中でも将来有望な人が最高裁調査官となって検討するとされている。その人がＤＮＡ型を慎重に検討した結果、一つの論文を残しているが、その中にもＤＮＡ型が食い違っていたことについては一言も述べ

※東電女性会社員殺害事件
本書「第五章　昼はエリート社員、夜は娼婦　東電女性会社員殺人事件」参照

※最高裁調査官
最高裁判所に所属する裁判所調査官。最高裁判事の審理を補佐する。

ていないのだ。

　平成九年に判決で示されたＤＮＡ型と違うという意見書を、押田は提出したが、検査結果の意味が理解できなかったのか、または意図的に検討しないと決定したのではないかとも読み取れるのである。

　この時点でＤＮＡ型を再鑑定していれば、確実に菅家氏は無罪であると証明されたはずである。それなのに、不十分な理由で再審請求を棄却してしまったことは、大きな問題点として追究されても仕方ないだろう。

　特に担当した最高裁の裁判官は、最終的に誤審していたにもかかわらず、その後に旭日大綬章《きょくじつだいじゅしょう》の勲章を受章している。これは返還すべきではないかと、押田は思っている。

※旭日大綬章
日本の勲章の一つで、旭日章の最高位。旭日大綬章の対象者は、「内閣総理大臣、衆議院議長、参議院議長又は最高裁判所長官の職にあって顕著な功績を挙げた者」とされている。

無罪が確定した鹿児島強姦事件

繁華街で暴行事件

平成二十四年（二〇一二）十月七日午前二時過ぎ、鹿児島市の繁華街で女性（十七歳）に声をかけ、近くの路地に連れ込んで暴行したとして、当時二〇歳の男性が約一月後に逮捕され、起訴された。捜査段階から一貫して「酒に酔っていて記憶がない」と無罪を主張し　弁護側も『『暴行された』とする女性の証言に信用性がない」と訴えていた。

最大の焦点は、女性の体内に残された精液のＤＮＡ型鑑定の結果だった。事件後に産婦人科医院で検査を受け試料が採取されていた。捜査段階で行われた鹿児島県警察本部科学捜査研究所の鑑定では、

「酸性フォスファターゼ試験・バエッキー試験を試みたところ、いずれも陽性を呈し、精液の混入を認めた。二段階抽出法による精液のみのＤＮＡを抽出・精製した。しかし得られたＤＮＡが微量であったため、ＤＮＡ型検査は不能であった。」

との結果であった。

※酸性フォスファターゼ試験
ヒトの精液に由来する物質なのか否かを 判定する「精液判定」試験。

一審判決（鹿児島地方裁判所 安永武央裁判長、平成二六年二月二四日）はこれを事実上、被告人の精液と位置づけて、有罪判決（懲役四年求刑懲役七年）とした。

DNA型が被告人と違っていた

控訴審でDNA型再鑑定が争点となった。弁護人はまず黒﨑久仁彦教授（東邦大学）に意見書を求めたところ、「バエッキー試験が陽性（精子の存在を顕微鏡的に確認可能）であるにもかかわらず、DNA型検査が不可能であったという点について、大いに疑問を感じざるを得ない」「可能であればY―STR型を含めSTR型の再検査を行うことが望ましいであろう」という意見であった。黒﨑教授は平成二十五年三月発刊の「科学的証拠とこれを用いた裁判の在り方」の協力研究員であった。

その結果、福岡高等裁判所宮崎支部裁判官より押田が鑑定人に選任され、再鑑定が依頼された。

鑑定試料は鹿児島中央警察署に保存されていたので、平成二十六年十一月二十六日鹿児島に出張した。試料を確認して受け取る際に、担当検察官が、「科学捜査研究所で検査した通りの二段階抽出法で検査してくれ」と発言した。そこで、

「小生は裁判官の前で、良心に従って鑑定することを誓っているので、検察官の言うとおりに検査はしない。科学鑑定人として良心に従って鑑定をする」と少し大きな声で発言したので、立ち会っていた弁護士もビックリ。その場で、鑑定依頼事項の一部を立会裁判官が訂正して再鑑定することになった。

鹿児島県警の科学捜査研究所で「DNA型鑑定不能」という結果でしたので、微量のために、空港のレントゲン検査によりさらに試料が破壊される可能性もある。そこで、検察官にも空港まで来てもらい、人は通常通り検査するが、貴重な鑑定試料について説明して、検査を別に通過してもらった。

このようにして、鑑定試料を顧問をしているMST(一般財団法人　材料科学技術振興財団)鑑定科学技術センターに持参した。いつもの通りにDNA型を抽出し、検査したところ、「簡単に」核DNA型が検出された。しかし、その核DNA型は被告人のものとは異なり、被害者のショートパンツに付着した別の男性の精液から検出されたDNA型と一致していた。

その旨を本文一四頁、写真九六枚、表三枚、チャート二六枚、参考資料三頁、合計七一頁の鑑定書(平成二十七年二月十九日)として、高等裁判所に提出した。鹿児島県警の鑑定書は、たった一頁と所属氏名記載の書類だった。

鹿児島強姦事件

平成24年(2012)
　10月7日午前2時頃、鹿児島市の繁華街で女性(17歳)が暴行。
　約一月後に当時20歳の男性が逮捕され、起訴された。科捜研の鑑定
　(精液の混入あり、DNAが微量で、DNA型検査は不能)
平成26年(2014)　2月24日　鹿児島地裁:懲役4年(求刑:懲役6年
　控訴　黒崎意見書(STR型再検査が望ましい)
　11月26日　鹿児島で鑑定試料受け取り、帰京(MST)
　通常のDNA型鑑定で「簡単に」型判定可能
　被告人と異なる型だった
平成27年(2015)　2月19日　押田鑑定書提出(71頁)
　6月10日　押田鑑定証人(科捜研の鑑定技術が稚拙か被告人のDNA型と整合しないので不能とした?)
　高裁判決前に被告人釈放
　12月30日　毎日新聞が記事掲載　その後多数のマスコミ報道
平成28年(2016)　1月12日　逆転無罪(岡田信裁判長)　確定

無罪判決の前に釈放

平成二十七年六月一〇日に鑑定人の証人尋問が行われた。そこで証言した内容が、「科学捜査研究所の職員の鑑定技術が著しく稚拙であって不適切な操作をした結果DNAが抽出できなくなった可能性や、実際には精子由来ではないかとうかがわれるDNA型が検出されたにもかかわらず、それが、その頃鑑定の行われていた被告人のDNA型と整合しなかったことから、PCR増幅ができなかったと報告した可能性」と高裁判決に記載されていた。

この鑑定人の証人尋問の後に、無罪判決の前に被告人は釈放された。しかし、マスコミ報道がほとんどなかったので、毎日新聞福岡支局の鈴木《すずき》一生《いっせい》記者が、平

成二十七年十二月三〇日に大きく報道したため、その後全国的に注目されるようになった。

福岡高裁宮崎支部（岡田《おかだ》信《まこと》裁判長）は平成二八年一月十二日、懲役四年の実刑判決とした一審鹿児島地裁判決（二六年二月）を破棄し、逆転無罪を言い渡した。

押田鑑定後鹿児島県警から早く試料を返却してくれと連絡が何度も来て、四月に返却したところ、科学捜査研究所の担当者がその裁判試料を大阪の大学教授に持参したことが後日判明した。そして、控訴審では、検察側も新たに大学教授にＤＮＡ型鑑定を依頼し、「被告人の関与を裏付ける結果が出た」として証拠採用を求めたが、福岡高裁宮崎支部が請求を退けた。さらに、捜査段階の鑑定を担当した県警技術職員が数値などを書き留めたメモを廃棄したことが明らかになっている。

上告したら、このようなおかしな状況をすべて暴露しようと構えていたが、結果的には検察官は上告せず、判決は無罪で確定した。

この経過によりＤＮＡ型鑑定に関する新通達が出された。高裁判決が確定した後に、各種テレビなどでも大きく取り上げられた。特に平成二十八年二月四日（木）ＮＨＫのＥテレ放送の「ＤＮＡ型鑑定　防げなかった冤罪」は三〇分番組で素晴らしいドキュメンタリーであった。

事故車を運転していたのは誰か　宮城犯人隠避事件

運転者は誰か

平成二十五年（二〇一三）四月十三日午前一時四十五分頃に宮城県で発生した、犯人隠避《いんぴ》被告事件の相談を受けた。運転者は四十代の女性（会社員）か男性（会社員）かが問題となっていた。

「女性運転手が運転中激突（エアバッグ破裂）後、呆然としていたので、男性が運転席に交代し、エンジンを切り、男性が現場を離れた」と弁護人は主張していたが、現場の近くの消防署職員が二階から目撃し、「男性が運転席からでてきた」と話しているので、男性が運転していたのを隠したとして起訴されていた。問題の焦点は、宮城県警察本部科学捜査研究所が施行したエアバッグの鑑定であった。鑑定嘱託されたのは事故七月後の十一月で、綿棒からＤＮＡ型鑑定が施行された。エアバッグの上半分より女性のＤＮＡ型十三座位が検出（九座位は男性と類似？）された。その後平成二十六年六月に女性が犯人隠避として逮捕された。たまたま担当した十河《そごう》弘《ひろし》弁護士が東北大学奇術研究会出身で、押田の後輩であったために、証人尋問に協力してくれと依頼された。

※犯人隠避罪
罰金以上の刑にあたる罪を犯した者や、捜査当局などが拘束中に逃走した者の発見・逮捕を妨げる罪。逃走資金を与えたり、身代わり犯を立てたりする行為も含まれる。

※エアバッグ
自動車などの安全装置。膨らんだ袋体を用いて移動体の運動エネルギーを吸収、もしくは衝撃緩和する装置。

平成二十六年十月に仙台地裁古川支部の証人尋問で、「エアバッグに付着しているDNA型から運転者は女性と判断される」と証言した。しかし、平成二十七年（二〇一五）一月二十七日の仙台地方裁判所古川支部では懲役一年（執行猶予三年）の判決であった。「男性に由来する微物等がエアバッグ表面から剥離した可能性、劣化を否定できない」「鑑定試料から男性のDNA型が検出されなかったとしても、運転者が男性である可能性を否定するものとはいい難いというべきである」という理由であった。

控訴審で押田証人尋問が認められる

このまま見逃すことはできない判決であったので、控訴した仙台高等裁判所でも証人尋問を申請してもらった。一審で証言した証人を高裁で再尋問することはあまり例がないのであるが、申請したところ簡単に証人尋問が認められた。

平成二十八年一月に、仙台高裁で検察側証人との同席証人尋問が実現した。同席する証人尋問も最近ではあり得るが、この当時は珍しかった。通常の裁判では、検察側証人が尋問を受けている時には同席できず、弁護側証人は別室で待機させられていた。

押田証人は、「エアバッグは網目状になっており、一度強い圧迫で付着したD

ＮＡを含む皮膚片が付着した場合に、特定の人間の皮膚片だけを選択的に取り除くことは絶対に不可能である。したがって、女性のＤＮＡ型13座位が検出されているので、運転者は女性と断言できる」と証言した。

一方、検察側の科学警察研究所の幹部職員の法医学的知識の欠如が露呈した。例えば、検察側申請の証拠としてＤＮＡ型鑑定の英文が一部入っていた論文があった。日本の裁判では、英文は日本語に翻訳することになっている。そこで、弁護士に「何回も誤字・誤訳は無いことを再確認してから、重要な質問をすること」をアドバイスした。

誤字・誤訳はないことを再確認後一つずつ問題点を弁護士が指摘した。

「証人が日本語に翻訳した表皮剥奪というのは間違いないですね。手元に小学生用の辞書がありますが・・・剥奪というのは、「権力または力ずくで取り上げること」と記載してあります。表皮はどのようにして権力または力ずくで取りあげたのですか?」と尋問した瞬間に検察側証人は絶句した。「この部分は表皮剥奪ではなく、表皮剥脱の誤りですよね!」と念を押した。このような法医学分野の基本的常識を欠いた証人だということが裁判所中に広まった瞬間だった。

更に弁護士は、「もう一つお聞きします。・・・ＤＮＡを彫るという部分ですが、試料からＤＮＡを彫るのですか? 英語では obtain と記載されており、試料から採取するではないのですか?」と質問した時には裁判所がシーンとしてしまった。

宮城犯人隠避事件

平成25年（2013）　4月13日午前1時45分頃
宮城県で発生した犯人隠避被告事件、運転者は四十代の女性（会社員）か男性（会社員）か、現場の近くの2階から目撃し、「男性が運転席からでてきた」
11月　科捜研でエアーバッグのDNA型鑑定（上半分より女性のDNA型）
平成26年（2014）10月 地裁で押田証人尋問（DNA型鑑定から運転者は女性）
平成27年（2015）　1月27日　仙台地裁古川支部判決：懲役1年（執行猶予3年）控訴
平成28年（2016）　1月　控訴審で押田証人尋問（同席）
エアーバッグに付着した特定のＤＮＡ型を選択的に取り除くことは不可能。従って運転者は女性
検察側科警研幹部の法医学的知識の欠如露呈
表皮剥奪？→表皮剥脱
ＤＮＡを彫る？→ＤＮＡを試料から採取する（obtain）
平成28年（2016）　5月10日　仙台高等裁判所：無罪判決　確定

平成二十八年（二〇一六）五月十日に仙台高等裁判所（嶋原文雄裁判長）で無罪判決が確定した。

翌日の河北新報には大きく取り上げられた。「運転席のエアバッグから検出された体液のＤＮＡ型が、女性のものとしか一致しなかった鑑定結果を挙げ、女性が運転していたことが強く推測できる。」「目撃証言については、住民が飲酒して就寝中だったことなどを理由に、事故の音を聞いて現場を見るまで二十〜三十秒だったと断定することは疑いが残ると退けた」と記載されている。弁護側は、「ＤＮＡ型鑑定の結果を知りながら、犯人隠避罪で起訴した仙台地検の対応について、事実認定があまりにもひどすぎる」と批判したとも記載されている。

科学的捜査を無視する恐るべき事例

試料の扱いに問題がある警察

日本大学医学部で押田が法医学の教授をしていた時には、大学教育などでの忙しさもあり、被告人本人が主張できない死刑または無期懲役の事件について主に相談にのっていた。

定年になって「神楽坂法医学研究所」を開設すると、いろいろな相談が来るようになった。それをDNA型に関係するものに絞ってみると、レイプであるとか、わいせつ行為に関する相談が増えてきた。

最初に相談を受けたのは宮崎県のケースで、事件は平成十七年（二〇〇五）十一月三日の未明に起こっていた。市内を歩いていた女性（当時二十二歳）が乗用車に連れ込まれ、河川敷で乱暴されたもので、犯人は二人ということであった。作成された犯人の似顔絵によると、犯人の一人は髪が耳までかかっていないとしており、これが公開されたが、犯人逮捕にいたらなかった。

一年後くらいに、別の事件で逮捕されていた男性のDNA型と、被害者から採取された十六種類のDNA型を比較すると、事件当時施行されていた検査での、九種類のＤＮＡ型がすべて一致するということで、犯人ではないかということで公判が始まった。

弁護人が押田を訪ねてきて、似顔絵では髪は耳にかかっていないはずだが、加害者とされる容疑者は、長い毛を編んだドレッドヘアーで、事件当時の理容師も、犯行当時前後にはドレッドヘアーだったと証言していた。

捜査機関が提出した証拠には、ＤＮＡ型鑑定に関する客観的な資料が添付されていないとか、ＤＮＡ型を再鑑定することを検討したところ、なんと鑑定試料は被害者に返したというのである。しかし、被害者は返されたとする採取された綿《めん》棒《ぼう》について、見たことも聞いたこともないと証言していた。

つまり、再鑑定ができない状況にあり、弁護側は、これらについて問題があるとして無罪を主張していた。この鑑定試料の取り扱いが「おかしい」となり、別の事件について調べてもらったところ、警察は同様に鑑定試料を被害者に返したと主張していた。

宮崎県の科学捜査研究所では、ＤＮＡ型に関する重要な試料を、捜査が終了すると警察に返すが、警察では犯人が捕まっていないのに、試料を被害者に返したと主張していたのである。

判決では弁護側の主張を退け、「女性からＤＮＡ型を採取した綿棒二本からも、被告のＤＮＡ型が検出された信用性は高い」と認定し、懲役十二年、罰金四十万

※ドレッドヘアー
互いに絡まり合ってロープのような束形状になった髪型。

円、追徴金一万二千円という求刑に対し、「身勝手きわまりない犯行に、酌量の余地はない」として懲役九年、罰金四十万円、追徴金一万二千円の実刑を言い渡したのだ。

※追徴金
刑法上、犯罪行為から得た物、犯罪行為の報酬として得た物、これらの物の対価などについて、すでに消費されたりして没収できないときに徴収する金銭。


さらに名古屋で起こった事件はもっと異様だった。

女子高生が通学途中に男から射精されたということだったが、警察はその制服から鑑定試料を採取することもなく、女子高生に制服を返していたのである。

女子高生は制服をクリーニングに出して通学に着ていたが、一年後に別の試料から採ったDNA型が一致するのではということになり、女子高生から制服を提出してもらい、大学でDNA型を鑑定したところ、それが一致したので犯人を逮捕したというのだ。大切な証拠物を事件直後に採取せず、一年後に鑑定するという異様さに驚かされた。

その後は、日本中のいろんな相談が舞い込み、混乱したDNA型鑑定の渦の中に巻き込まれることになった。

証拠資料を抹消してしまう法医科長

平成二十一年八月に、弁護人から鑑定書作成の依頼を受けたケースは、強盗強姦事件で起訴され、最高裁で争われているものだった。

押田は、鑑定資料として提出された公判記録を見てビックリしてしまった。

法医学的試料では、採取量が微量なことが多い。蛍光染色した増幅試薬を用いて増幅し、キャピラリー電気泳動装置を用いてエレクトロフェログラムとして検出する。DNA型鑑定時には、結果を保証するエレクトロフェログラムを添付することは、基本的で最低の要件である。

多くのケースでは、弁護人の請求により、鑑定人がエレクトロフェログラムを提出している形が定着しつつあり、提出されたエレクトロフェログラムをDNA型鑑定の専門家が検証すれば、そのDNA型鑑定のレベルや問題点は一目瞭然となるのである。

しかし、神奈川県科学捜査研究所では、単にプリントアウトした表の鑑定書を提出し、平成二十年十一月十九日に行われた、神奈川県科学捜査研究所の法医科長の供述は、「エレクトロフェログラムは鑑定書には付けていません。ハードディスクの中は、その都度きれいさっぱりと捨ててしまいます」という驚くべきものだったのだ。

このことは、DNA型鑑定人の常識ではあり得ないことは明らかで、このような誠実さと慎重さを欠いたDNA型鑑定人が、再鑑定・再検証の可能性を欠いた鑑定書を提出し、公判でこのように証言しているということは、証拠能力のない

※キャピラリー電気泳動装置
シリカ製の中空キャピラリー（内径100μm以下：長さ約80㎝）内に緩衝液を満たします。キャピラリーの片端に、極微量の試料を加えてから、両端に電圧を掛け、電気泳動を行う分離分析技術。

※エレクトロフェログラム
キャピラリー電気泳動装置を用いてつくたれたグラフ。

証拠を常習的に提出しているのではないかと疑わずにはいられない。

さらに、本件の鑑定書によると、試料1（膣内容物）を全量消費していた。犯罪の決着が付いていないケースで、重要な試料が理由もなく全量消費されていることに驚くと同時に、科学者としての誠実さや慎重さと違った、異様な臭いも感じてしまうのだ。

公判で争われ、特に被疑者が否認した事件では、一般的に弁護人が再鑑定を申し立てる可能性が高く、このような傾向を考慮して、再鑑定試料を冷凍保存しているのが常識である。また、そうした鑑定人は自らの鑑定結果に自信を持っているわけだ。

この法医科長は、医学博士ではあったが、医学部ではなく生物学系の学部を卒業したようで、間違ったデータが混ざらないようにするために、ハードディスクの中はいつもきれいさっぱりと捨てていたという証言である。

しかし、このハードディスクのデータを捨てているという行為を裏返してみると、その都度証拠隠滅をしているということになる。押田は鑑定書で「こういうことは許されません」と指摘したが、この法医科長はその重要性を十分に理解できなかったように思われる。

※冷凍保存
警察庁は再鑑定に備えた環境の充実を検討し、良好な状態で試料を長期保存できるとして、マイナス20℃の冷凍庫を導入している。

鑑定書を作成しない警察

平成二十年十一月二十八日午前五時三十分頃、山口県下関市《しものせき》のパチンコ店従業員の女性が住むアパートの二階から「助けてください」という子どもの声が聞こえた。隣人の男性が部屋に入ると、内壁などが燃えていたため、風呂の残り湯をかけて消火したという事件があった。

母親は不在で、長男と長女が「妹がいない」と言いだし、消防隊員や警察官が捜査したところ、アパート近くの側溝で仰向けになって倒れている次女（当時六歳）を発見した。次女はズボンをはいていたが、上半身に衣服は着けておらず（上着は近くから見つかった）、搬送された病院で死亡が確認された。死因は首を絞められたことによる窒息死とされた。

平成二十三年五月に、下関警察署は母親の元交際相手の男性（当時二十九歳）を、殺人、住居侵入、器物損壊などの容疑で逮捕し、裁判員裁判が行われた。

被告人は全面無罪を主張したが、殺害された女児のトレーナーや、現場にあったオモチャなどから検出されたDNA型が、被告人と同型であると専門家などが証言していた。

平成二十四年六月二十二日午後一時から、押田は弁護側証人として山口地方裁判所に出頭した。

そして科学捜査研究所が採取や鑑定経過の記録写真を撮っていないことや、鑑定書も作成していないことを挙げ、低レベルな鑑定だと指摘した。さらに、すべての試料が消費されていることについて「第三者が鑑定できず、内容が保証できない」と批判したのである。

科学捜査研究所の職員が「DNA型鑑定の件数が多いので、平成十六年から一件も鑑定書を作成していない」と証言したことに、押田は驚愕した。

実際には、科学捜査研究所では、パソコンで打った一ページ程度の「鑑定結果通知書」を作成していた。そこには鑑定結果として「鑑定試料から人の体液が認められた」「DNA型検査を行ったところ表のようなとおりであった」「なお試料は全量消費した」のように書かれており、警察署にFAXで送られた。鑑定を依頼した警察署は「ファクシミリにより本職が受理した」という書類を作成していたのだ。

被告人は無罪を主張して争っていたが、平成二十四年七月二十五日に懲役三十年の判決が言い渡された。この判決を不服として広島高裁に控訴した。

その後、別の事件で福岡地裁小倉支部において、DNA型の再鑑定を押田は施行したが、再鑑定試料は残されており、関門海峡を隔てただけでDNA型鑑定については、天と地ほどの差があることを知った。

※関門海峡
日本の本州（山口県下関市）と九州（福岡県北九州市）を隔てる海峡。名称は両岸の地名である、馬関（現在の下関市）の「関」と、門司（現在の北九州市門司区）の「門」を取ったものである。

真犯人は他にいるの声が届かない　姫路郵便局強盗事件

目出し帽をかぶった二人組

平成十三年（二〇〇一）六月十九日午後三時十分頃、兵庫県姫路市の姫路郵便局に、目出し帽をかぶった黒人二人組が、入口付近にいたアルバイトの男性警備員（七十一歳）に拳銃のようなものを突き付けながら押し入った。

二人組はいずれも一七五〜一八〇cmで、一人は黒色か紺色の雨合羽《あまがっぱ》上下に緑色の目出し帽を着用し、もう一人はエンジ色の雨合羽上下を着ていた。

郵便局内に客はおらず、警備員のほかに二人の女性職員がいたが、男の一人がカウンターを乗り越え、無施錠の金庫内にあった現金二千二百七十五万円を奪って、郵便局の横に止めてあった乗用車で逃走した。

兵庫県警捜査一課と姫路署は緊急配備をし、約一時間後に現場から約一km離れた倉庫内で逃走車両に似た車を発見した。そして郵便局近くの工場で働いているナイジェリア国籍の男性J氏（当時二十五歳）を強盗の疑いで逮捕した。この倉庫はJ氏が駐車場に借りていたもので、車内部から奪われた現金や雨合羽などが発見された。なお、拳銃のようなものは見つからなかった。

二十一日の夕方、行方をくらませていたD・O氏（当時二十三歳）は、通訳に相談した後、弁護士に付き添われて姫路署に出頭した。D・O氏は「自分がやった」と供述し、姫路署は強盗の疑いで逮捕した。D・O氏もナイジェリア国籍で、J氏と同じ工場の従業員で寮も同じだった。

J氏は一貫して犯行を否定し、実行犯として逮捕されたD・O氏も「別の共犯者がいる」「真犯人はO」と供述したにもかかわらず、平成十六年一月に神戸地裁姫路支部は、J容疑者に懲役六年の実刑判決を言い渡した。

平成十八年四月、最高裁はJ氏の上告を棄却したので判決が確定し、J氏は服役を終えて平成二十一年一月に出所した。D・O実行犯も刑期を終え、ナイジェリアに強制送還されていた。

※強制送還
日本に滞在している外国人を強制的に日本から退去させること。退去強制後も原則として5年間、入国拒否される。

提出されていない客観的証拠

刑期を終えたJ氏が、約八年ぶりに日本人の妻と子どものもとに帰ると、退去命令が届いた。

そのためJ氏は退去命令を争う訴訟を行うとともに、平成二十四年三月二日に、神戸地裁姫路支部に再審請求をした。

この事件では、犯人を特定する指紋や毛髪および体液等の証拠物や、これらに

※退去命令
住居から退去することおよびその住居の付近をはいかいしてはならないことを命ずるもの。

ついてのＤＮＡ型鑑定等の鑑定を実施した結果を記載した鑑定書等の客観的証拠が多数存在するはずだが、Ｊ氏が有罪とされた裁判手続きでは、まったく提出されていなかった。

さらに犯行を認めたＤ・Ｏ実行犯も、一貫してＪ氏の事件関与を否定したが、検察はＪ氏を実行犯の一人と認定したのだ。検察側が九月に提出した意見書では「緑色の目出し帽は主犯が使用し、別な青色の目出し帽をＪ氏が使用した」と主張していた。

犯人が現場に残していったとされる目出し帽と、Ｊ氏が使用していたとされ、倉庫から見つかった犯人が使ったものとされる目出し帽の鑑定を弁護団から押田は依頼された。

ＤＮＡ型鑑定の結果、緑色の目出し帽からも青色の目出し帽のどちらからもＪ氏のＤＮＡ型は検出されず、別の二人分のＤＮＡ型が発見された。押田はこの鑑定書を平成二十四年十月十一日に弁護士に提出した。

平成二十四年十月三十日、弁護人は「Ｊ氏が犯人ではないことを証明する明白な証拠」として、犯人のものとされる目出し帽などのＤＮＡ型鑑定結果を、新証拠として神戸地裁姫路支部に提出した。また弁護人は、兵庫県警科学捜査研究所による、目出し帽に付着していた毛髪の鑑定書を接写した写真を提出した。

検察官が開示していない証拠に目出し帽の鑑定があり、担当の検察官はＤＮＡ

※客観的証拠
供述以外の証拠。普遍的で妥当な事実。記録、文書等で検証が行えるもの。

型などの科学的試料は存在しないと主張したが、弁護人は目出し帽の口が触れる部分に、切り取られたような跡があると指摘した。

さらに弁護人は、犯人の唾液《だえき》成分などの鑑定に、捜査段階で切り取った可能性があるのに、公判ではＤＮＡ型鑑定の結果などを示す証拠資料は提出されなかったとして、検察官に対して、弁護人の疑問への回答と証拠書類の提出を求めるとした。

Ｊ氏がナイジェリアに強制送還されるかどうかの裁判が進行し、一審で強制送還の決定が出たため、Ｊ氏は大阪高裁に控訴した。最終段階で裁判所に提出された今回のＤＮＡ型鑑定によって、大阪高裁も再審請求の裁判を見守り、再審の結果が出るまでの猶予期間が得られたのである。

『ザ・スクープスペシャル』での報道

この事件を七年前から取材をしていたテレビ朝日では、押田の鑑定書を決定的な証拠として、九十分間の番組を企画した。

この番組のキャスターは鳥越俊太郎《とりごえしゅんたろう》氏だった。押田が名誉教授として日本大学法学部で「法医学」の講義している様子や、ＤＮＡ型鑑定を行った世田谷区にある鑑定科学技術センターにも取材に来て撮影が行われた。

※鳥越俊太郎
ジャーナリスト。毎日新聞、サンデー毎日、テレビ朝日「ザ・スクープ」司会。関西大学社会学部教授。

これらが平成二十四年十一月四日に、報道番組『ザ・スクープスペシャル』の「真相～DNA、一致せず～」として放映された。

その映像では、実行犯のD・Oは国外追放される前にも、供述書に記された人物はJ氏と別人だと主張している。そしてJ氏の所属するサッカークラブの監督は、D・O実行犯が言う共犯の人物は存在するとしていた。

また、J氏はD・O実行犯が述べている人物に車を貸したことがあり、その時にスピード違反でカメラに撮影されていた。事件当時のJ氏は、ドレッドヘアーで、カメラに撮られた人物は短髪だった。

番組ではD・O実行犯が言う共犯者が逃げていることを調べ、鑑定士はその男と思われる写真とスピード違反の男は、ほとんど近似しているとし、J氏ではないとした。さらに、サッカークラブの監督や関係者は、練習に来た男と一緒だと言っている。

スピード違反の男は、真犯人の可能性があるのだが、警察が公開した男の顔の部分は隠されていた。鳥越氏は「やましいことがないならば、隠す必要はない」とコメントした。

犯行現場の郵便局には防犯カメラが設置されており、警察はこのビデオを回収していた。そして、このビデオも放映されたが、犯人の顔が見えそうになった瞬間に、映像が砂嵐状になった。検察はもともとのビデオに砂嵐が入っており、見

※ビデオに砂嵐
映像信号に重畳した熱雑音が目立つことで発生する。画面がざらざらだけになり何も受信できていない状態を呼ぶ。

えなかったと言っているが、テレビ局が調べると、二秒間のタイムラグがあったとのことだった。

血液型鑑定では、J氏はB型とされていたが、再鑑定するとAB型だった。これについて元鑑識課員は、身柄が確保されている鑑定は血液で行うのが通常なのに、なぜ唾液で行ったのか不思議だと言っている。

さらに、犯人は郵便局のカウンターを乗り越えているが、当時のJ氏は足を怪我して膝を動かせない状態で、医師は走れる状態ではないと言っている。犯人の靴のサイズとJ氏の靴のサイズも一致していない。

J氏は警察からさまざまな証拠を受け取り、押田に鑑定を依頼した。彼は国外退去命令の裁判も抱えており、この裁判に敗れると本人がいなくなり、再審裁判が止まってしまう状態だった。

この番組で、鳥越氏は、J氏のDNA型が検出されていないことを、検察にはしっかりと考えてほしいと述べ、番組を締めくくった。この番組は平成二十四年度文化芸術祭参加作品として、ギャラクシー賞奨励賞を受賞している。

この姫路郵便局強盗事件は、再審開始が期待されていたが、残念ながら平成二十六年三月三十一日に、神戸地裁姫路支部は再審開始請求を棄却した。その後、大阪高裁に即時抗告されている。

※ギャラクシー賞
放送批評懇談会が日本の放送文化の質的な向上を願い、優秀番組・個人・団体を顕彰する賞である。

大阪高裁裁判長は、これまで一度も争点になっていなかったにもかかわらず、姫路支部が実行犯以外の共犯の可能性に突如言及したと指摘し、「主張、立証の機会を与えない不意打ちで、男性の防御権を侵害する違法なものだ」とした。さらに再審請求審で弁護側が提出した新証拠についての信用性などの検討も行われず、審理が尽くされていないとして、神戸地裁に審理を差し戻す決定をした。

刑事裁判における証拠の取り扱い、ことに被告人にとって有利な証拠の裁判への提出、証拠改竄《かいざん》が疑われる場合の対応、裁判確定後における証拠物件の取り扱い、警察以外の科学鑑定機関による鑑定の有用性などが、現在では大きな関心を集めている。この再審請求の裁判は、全国から注目されている。

重要な証拠になっている目出し帽のＤＮＡ型鑑定の証明している客観性について、正しく理解して真相解明に努力していただきたいと、押田は痛感している。

容疑者以外のＤＮＡ型が検出された　今市事件

警察関係者のＤＮＡ型が混入

平成十七年（二〇〇五）十二月一日、栃木県今市《いまいち》市で小学校一年生の女児（七歳）が下校途中に行方不明となり、翌日に茨城県常陸大宮《ひたちおおみや》市内の山中で遺体が発見された。司法解剖は筑波《つくば》大学で施行された。

被害者の手から採取された、男性のＤＮＡ型の捜査が継続されていたが、なんと栃木県警捜査一課長のＤＮＡ型ということが判明したので、数年間の捜査がもとに戻された（平成二十二年六月三十日：東京新聞）。なお、同じ年の三月二十六日には足利事件で菅家さんの無罪が確定していた。平成二十五年から遺体の頭部・顔面に巻いてあった粘着テープの一部について、栃木県警科学捜査研究所でＤＮＡ型検査が施行されていたが、何と科学捜査研究所の職員二名のＤＮＡ型が混入して検出されていた。

平成二十六年六月三日　勝又拓哉《かつまたたくや》（当時三十二歳）被告が逮捕され、当時の刑事部長は、「自信をもって逮捕した」とマスコミに証言していた。平成二十八年

※今市市
今市市は平成18年（2006）3月20日に合併し、(新)日光市の一部となった。

二月二十九日～三月二十三日に、宇都宮地方裁判所で裁判員裁判が行われ、平成二十八年四月八日には、求刑通り無期懲役の判決となった。

その根拠としては、「自白は具体的で、迫真性に富み、根幹は客観的事実と矛盾せず、信用できる」、取り調べの録音・録画について「殺人のことを当初聞かれた時の激しく動揺した様子、気持ちの整理のため時間が欲しいと述べる態度は、事件に無関係のものとしては不自然」と信用性を認めた。

直ちに控訴され、足利事件で活躍した泉澤章《いずみさわあきら》弁護士や「冤罪弁護士」の著者の今村核《いまむらかく》弁護士が加わり、新たに開示されたDNA型関係の資料について、押田は意見を求められた。

一審ではDNA型鑑定はほとんど取り上げられなかったが、足利事件と同じ栃木県警であり、反省した後の事件と思われたが、詳細に検討しているうちに異様な展開となった。

栃木県から依頼され、DNA型鑑定を引き受けた神奈川歯科大学法医学教室の山田良広《やまだよしひろ》教授の主としてミトコンドリアDNA型鑑定書が四通開示（平成二十六年九月二十六日付けで提出）された。ところが、そのうち三通は一審で開示されていたということだったが、新たにエレクトロフェログラムなどが開示された。

全体を検討したところ、新たに開示された四通目の鑑定書では、被疑者逮捕当

※『冤罪弁護士』
日本の刑事裁判の有罪率が99・9%を超えることはあまり知られていない。現役弁護士が冤罪の「カラクリ」に迫る。自身がひとりの弁護士としてかかわって来た「身近な冤罪事件」を取り上げた。

時の刑事部長（犯行当時の機動捜査隊長）のＤＮＡ型が検出されていたと記載されていたのだ。

そこで、押田はＤＮＡ型関係の問題点をまとめ、二回にわけて弁護人を介して裁判所に意見書を提出した。

①　平成二十九年五月十九日に押田茂實意見書（Ⅰ）提出
　　粘着テープの核ＤＮＡ型～科捜研職員二人のＤＮＡ型

②　平成二十九年八月二十一日に押田茂實意見書（Ⅱ）提出
　　山田鑑定書四通～警察官とそれ以外のＤＮＡ型検出

意見書（Ⅰ）に対し、警察官関係の意見が検察官から提出され、更に意見書（Ⅱ）に対する書類も、別に提出されてきた。

その後、平成三十年二月六日に、東京高裁で証人尋問（検察側証人と同席を条件）が予定された。一月三十日にＤＮＡ型関係の資料が新たに検察側より突然開示され、その内容が驚くべきものだった。山田教授の鑑定書で平成二十六年九月二十六日付け鑑定書が更に三通と、その後に検査された警察官等四十人のＤＮＡ型検査結果であり、六人の警察官のＤＮＡ型が混入していたという結果であった。

つまり、被害者などから採取した多数の試料から合計八人の警察官（栃木県警と茨城県警）と二人の栃木県警科学捜査研究所の職員のＤＮＡ型が検出されたが、

今市事件

平成17年（2005） 12月1日 栃木県今市市で女児(7歳)が行方不明。翌日に茨城県常陸大宮市内の山中で遺体発見。被害者の手より採取されたＤＮＡ型が栃木県警捜査一課長のＤＮＡ型。粘着テープの一部から科捜研２名のＤＮＡ型が混入
平成26年（2014） 6月3日 勝又拓哉(当時32歳)被告が逮捕される
平成28年（2016） 4月8日 宇都宮地裁で求刑通り無期懲役の判決、直ちに控訴
山田良広教授のＤＮＡ型鑑定書 4通開示
① 平成29年5月19日 押田意見書（Ⅰ）提出（粘着テープ）
②平成29年8月21日 押田意見書（Ⅱ）提出（山田鑑定書4通）
平成29年（2017） 11月 起訴状変更(殺害場所と殺害時期)
平成30年（2018） 1月30日 山田鑑定書更に4通開示～警察官6人ＤＮＡ型混入
2月6日 押田証人尋問
8月3日 東京高裁で無期懲役(一審判決破棄)
令和2年（2020） 3月4日 最高裁で無期懲役 確定

被告人のＤＮＡ型は、被告人の車内から採取されたタバコの吸い殻以外には一切検出されていなかった。

そして、警察官などの関係者以外にも、明らかなＤＮＡ型が存在しており、それらについては真摯に検討すべきだと、証人として高裁で証言した。この内容に関しては大手新聞社やテレビでも詳細に報道された。

平成二十九年十一月、一審で無期懲役となった起訴状が突然変更された。殺害場所を「栃木県か茨城県内とその周辺」と範囲を広げ、殺害日時は女児が下校途中に同級生と別れた時刻を起点に「平成十七年十二月一日午後二時三八分ごろから同二日午前四時ごろ」とした。

平成三〇年八月三日、東京高裁で判決公判が開かれた。取り調べの録音録画映像で

事実認定した違法性や、殺害の日時場所の事実誤認」を指摘して裁判員裁判の一審判決を棄却したが、被告人に無期懲役を言い渡した。

令和二年三月四日、最高裁はいわゆる三行半決定で、無期懲役が確定した。

このように多数の警察官や科捜研の職員のＤＮＡ型が鑑定試料に混入したのは、理解しがたい。この件に関して、平成二十六年六月三十日の読売新聞の記載が注目される（被告が逮捕された直後）。

当事者の捜査幹部は、被告人を殺人容疑で逮捕した後の取材に「お話しすることはありません」とだけ答えた。別の幹部たちは代弁する。「刑事はかつて、遺体に触れ、臭いをかぎ、そうして犯人の痕跡を感じ取れと教えられてきた」・・・事件発生当時に捜査にたずさわった複数の元幹部（茨城県警）によると、遺留物などの捜査については、茨城県警が鑑識や検視などで数百に上る試料を採取し、これらを送られた栃木県警でも鑑定した。…茨城県警は平成二十一年、一度消した「犯人」の洗い直しに取りかかった。対象にはＤＮＡ型以外の車や土地勘などの捜査から総合的に消した人物もおり、「どの捜査項目で消したのか」という部分を見極めて、再捜査するべきかを選んだ。

このような通常ではありえない鑑定試料に多数の警察関係者のＤＮＡが混入した事例は、昭和六十年以前ならともかく、足利事件で無罪が確定した後に明らかになった事例が無期懲役でよいのだろうか？　大きな課題が残されている事例と思われる。

平成二十六年（二〇一四）四月十日に新潟県で女性白骨死体が発見された事件でも、所持品のショルダーバッグ内の、タイツの腰部分から採取された資料中に、警察官のＤＮＡが検出された。この警察官は鑑識係に所属し、帽子・マスクを着用し、白手袋の上にゴム手袋を着用していたという。微物キャッチャーという採証用樹脂の粘着面をスタンプを押すように押し当て、付着物の採取を行ったということでしたが、何故誤入したかは明らかになっていなかった。

第五章　著名事件の真相

～再審と再現実験～

昼はエリート社員、夜は娼婦　東電女性会社員殺人事件

被害者は一流企業の女性会社員

平成九年（一九九七）三月十九日、東京電力に勤めていた三十九歳の女性が、渋谷区のアパートの空室で絞殺による遺体になって発見された。

死亡したのは三月八日深夜から未明にかけてとされた。

被害者女性は、退社後に渋谷区円山《まるやま》町付近の路上で客を誘って売春をしていたことが後日判明した。昼間は大企業の幹部社員、夜は娼婦《しょうふ》という彼女の極端な環境が、マスコミにも大きく取り上げられた。

警視庁は、五月二十日になって、殺害現場の隣のビルに住んでいたネパール人男性ゴビンダ・プラサド・マイナリ氏（当時三十歳）を不法残留容疑で逮捕し、その後、強盗殺人の犯人として再逮捕した。しかし、ゴビンダ氏は一貫して冤罪を主張した。

被害者女性は、毎日数人の男性と性交渉を行い、それを几帳面《きちょうめん》に手帳に書き残していた。

事件現場には、はっきりしているだけで四種類の陰毛が、全部で十六本あった。

※不法残留
在留期間の更新や変更許可を受けずに、日本に滞在することが認められている期間が経過した後も引き続き日本に滞在すること。

DNA型鑑定の結果、被害者女性とゴビンダ氏のものが十二本あり、残り四本の陰毛の一種類はゴビンダ氏ではない第三者のもの。そしてもう一種類は、その第三者のものでもなかった。

要するに、被害者とゴビンダ氏以外にも、陰毛を残すような状態で、その部屋にいた人間が、少なくともあと二人はいたことになる。

現場のアパートの101号室は、誰も住んでおらず、ドアも開けっ放しで、被害女性はここがセックスをできる場所であることを知っていた。

被害女性とゴビンダ氏は、事件の十日以上前に101号室でセックスをし、その後に被害者女性はゴビンダ氏以外の人を部屋に連れてきてセックスし、その直後に殺害されたということも十分に考えられた。

平成十二年四月十四日、東京地方裁判所はゴビンダ氏以外の人間が犯人である可能性を否定できないという理由で、無罪とした。

ところが、ゴビンダ氏はビザの期限切れという理由で別件逮捕された。無罪判決を受けた人が再勾留されるという、前代未聞の状況になったのである。

実は、死体発見の日に、現場のトイレから精液の入ったコンドームが発見され、その精液がゴビンダ氏のものと判明したのである。そこで、コンドームがいつ、そこに放置されたのかが大きな問題になった。

ゴビンダ氏は「被害者とセックスをしたことはある。しかし、それは事件のあ

※ビザ
日本語で「査証」。国家が自国民以外に対して、その人物の所持する旅券が有効であり、かつその人物が入国しても差し支えないと示す証書。日本にある渡航先の在外公館（大使館や領事館）が発行する、入国許可証。

※別件逮捕
被疑者を逮捕するだけの証拠のない場合に、証拠のある別の罪で逮捕し、証拠のない事件について取り調べをすること。

った三月八日ではなく、二月二十八日から三月二日までの間だ」と主張したが、検察は、「ゴビンダ氏は三月八日にセックスした直後に殺害した。便器のコンドームもこの時に捨てたものである」とした。

したがって、コンドーム内の精子が死体発見日よりも十日前くらいのものなら検察官の主張が、十日よりも前のものなら弁護人の主張が正しいことになる。

精子は時間の経過とともに形が崩れてゆき、頭部と尾部が分離してゆく。帝京大学医学部泌尿器科のO講師が警察の依頼を受け、何人かに精子を提出させて、それを放置して頭部のみになるのに何日かかるかという実験をしていた。

この実験では十日間でほぼ四割、二十日経つと八割以上が頭部のみになるという結果が出ていた。

現場に残されたコンドーム内の精子は、鑑定時には頭部と尾部がすべて分離しており、尾はあっても痕跡程度だったので、二十日以上前のものと考えるのが自然である。

ところが、O講師は実験結果はあくまでも精製水というきれいな環境で施行したものであり、実際の現場は便所の便器の中なので、大腸菌等の影響を受けて分解が早まっている可能性があると主張した。

その結果、東京高等裁判所は、事件の十日以上前に被害女性とセックスをしたという、ゴビンダ氏の主張は信用しかねると結論づけ、平成十二年十二月二十二

※精製水
特殊なろ過方法や殺菌方法などを施すことで、水道水やミネラルウォーターなどからミネラルや細菌を除去・除菌したもの。

日に、ゴビンダ氏は無期懲役の逆転判決に変更したのである。

二度とできないような実験

弁護人は最高裁に上告した。そして平成十三年一月二十五日、弁護人は押田に「射精した精液を、ブルーレットを溶かした便器内の溜まり（古い水）に混合した場合の、精子の経時的変化について検討してほしい」という精液鑑定の依頼をしてきた。

事件現場のアパートで実験できれば良いのだが、アパートにはほかの人が住んでいたため、現場での再現実験はできなかった。

そこで、日本大学医学部のトイレの一つを確保し、精子を放置した場合にどのように変化するかを、四週間にわたって実験した。

在日中のネパール人五人から精液を提供してもらい、それだけならネパール人だからこういう結果になったとされることを危惧し、日本人ボランティア三人から採取された精液も同時に実験することにした。

ブルーレット製品も「ブルーレットおくだけ」と「ブルーレットつり下げ」の二種を用意し、和式便器と洋式便器を使用し、さらに清潔な精製水にブルーレットを溶解したもの等で時間を追って順次、精子の形態学的な変化と数をチェック

※ブルーレット
タンク式水洗トイレ芳香洗浄剤ブランド

していった。

　五日後に頭部のみになっている精子は、平均一〇％程度しかなかったが、十日後には四二％、二五％、三〇％となり、二十日後になると八十数％、九〇％と精子が頭部のみになる率は高くなり、三十日後には精子の尾部はほとんど観察できず、八十数％から九十数％が頭部のみになっていた。

　この実験によって、清潔な精製水でも同様の結果が得られ、不潔な水だと崩壊が早いとするO講師の意見が正しくないことが証明できた。

　これらのすべてを顕微鏡写真に撮影し、どのように変化していったかを、形態学的にも分かるように鑑定書にまとめ、弁護人が上告趣意書に平成十三年七月二日付の鑑定書を添えて最高裁に提出した。

無視された押田鑑定

　平成十五年十月二十日、最高裁第三小法廷は、無期懲役とした二審判決を支持し、被告の上告を棄却するという決定を出した。その決定理由の中に、押田鑑定については一言の文言もないまま無期懲役が確定したのである。

　二度とできないだろうと思うくらい、努力を傾けた鑑定書を、検討したという結果もないままに決定されたのである。

※上告趣意書
刑事訴訟で高等裁判所の判決に不服があり、上告の申し立てをする際に、その理由を明示して最高裁判所に提出する書面。

その後に再審請求が申し立てられた。再審請求審では、トイレで発見された精液の発生時期に関して、激しく議論が行われた。検察官の意見書の中で押田鑑定について「便所の環境を再現したものとは言えず、鑑定の条件に問題がある」「資料の精子を提供した個体の相違からの差異や年齢、体調等による差異を考慮する必要があり、複数名の精液の経時的変化の平均値を用いて、本件精液の放置期間を特定するという手法自体に問題がある」から「押田鑑定を根拠に本件精液が放置後二〇日以上経過していると結論づけることはできない」としていた。

検察官の意見の中で、異様に感じたのは、「押田鑑定がクルーガーテストを用いていない」としていることだった。クルーガーテストというのは、不妊治療に用いられることの多いテストで、精子頭部を観察して、受精能力の有無を判定するためのものである。

それはO氏の意見であろうと推測された。調べてみると、O氏は医学部出身ではなく、東京理科大学薬学部の出身で、専門は泌尿器科学に所属し、生殖生物学、ほ乳類の精子の運動性、受精能力に関する基礎的能力の研究にかかわっていた。本件当時には法医鑑定能力はほとんどないと思われた。

検察官が引用するO氏の押田鑑定への批判は、医師の資格もなく、法医学実務の経験は一切ない人による、精子の受精能力を研究する視点からのものであり、法医学分野の死後変化に関する批判にはなっていないことを明らかにした。

※生殖生物学
発生生物学の基礎知識をもとに、生殖細胞の起源にはじまり初期発生にいたるまでの生殖に関する研究。

このことを弁護人が厳しく指摘した以降は、急に精液に関する議論はなくなり、その頃からＤＮＡ型鑑定が注目されるようになってきたのである。

証拠開示を求めても応じない検察

証拠開示を求めても応じない検察に、業《ごう》を煮《に》やした弁護団は、高裁に、裁判官・検察官・弁護人の三者協議の開催を求め、東京高裁第四刑事部の裁判長に「検察が開示すべき証拠」のリストを提出した。このリストには、被害女性の身体に付着した物証など、捜査機関が集めたと推測できる証拠を列挙していた。

平成二十一年十一月に開かれた三者協議の場で、裁判長は東京高検の検察官に、「可能な限り証拠を開示する方向で考えてほしい」と求めた。

平成二十二年二月に、裁判長は退官するが、その前に検察に対し「ＤＮＡ型鑑定が可能な試料は、今後鑑定できるよう注意して保管してほしい」と要請していた。

後任の東京高裁裁判長が、物証の開示と鑑定を検察側に強く求めると、同年九月に検察側から「女性の体内の精液が冷凍保存されている」という報告があり、事態は動き出した。

平成二十年四月に、押田は日本大学医学部教授（法医学）を定年になり、一般

※証拠開示
刑事裁判の当事者双方が、証拠調べ開始前に、その手持ちの証拠を相手方に示すこと。特に、検察官が被告人・弁護人側に対して行うもの。

財団法人材料科学技術振興財団（MST）の顧問として、DNA型鑑定の技術的な指導をしていたが、平成二十三年七月二十一日に、新聞社やテレビ局から多くの電話があり、「今朝の読売新聞を見ましたか」と言う問い合わせであった。

急いで読売新聞朝刊を見ると、一面トップに「東電OL殺害　再審可能性」「遺留物から別人DNA　弁護側要請で検察鑑定」という文字が躍っていた。

TBSテレビがMSTに取材に来て、押田は、その日の夜に放映される「十四年前の東電OL殺害　別人DNAで再審の可能性」という特集番組に取材を受け、録画出演することになった。

MSTの紺色の作業着を着た状態で押田は、「杜撰《ずさん》な証拠に基づいて最高裁の判決が出ている。それを覆《くつがえ》すだけの新規の証拠になりうる。なぜ今頃、再審請求になって（新たな）検査をやるのか、ここが大きな問題」とコメントした。

事態を急展開させた鈴木鑑定書

検察官の依頼を受けた大阪医科大学医学部の鈴木廣一教授（法医学）が、平成二十三年七月二十三日付で、非常に充実した鑑定書を作成している。

この鑑定に使用された資料の名称、検査の成績一覧表を見て押田は驚いた。

それまで問題になったショルダーバッグの取っ手の付着物の鑑定の残余資料

その他については想像できんが、現実にはその他の陰毛の血液型を検査した残りのDNA抽出溶液、あるいは実際のDNA抽出溶液も多数含まれていたのである。

それ以外に、被害者の検査に使用されたガーゼや綿球など、トータルで四十二点の資料を検査したことになっていた。


予想外に多くのDNA型検査によって、弁護人も予想しなかった「六畳間の陰毛の一つと、被害者の膣内の精液のDNA型が一致する」という結果が得られた。

この鈴木鑑定の結果は、検察官が期待したものと違っていたので、九月に検察官は「まだ鑑定できるものがあります」と言ってきたという。「今度こそ、鑑定できるものは全部リスト化してください」と言ったところ、出てきた新しいリストは第一回と別の四十二点になった。これで全部だったかは疑問が残るところだが、このリスト開示が事態を大きく転換させることになった。

鈴木教授は、そのうち重要と思われる十五点を先に鑑定した。これが第二回目の鈴木鑑定で、この鑑定では、乳房などの唾液からも、コートの血痕からも、ブラ・スリップの付着物からも「怪しいX」のDNA型が検出された。

検察官はまだ諦めずに、残り二十七点の鑑定を行ったのが第三回目の鈴木鑑定だが、この二十七点からも、検察に有利な結果は何も出なかった。

弁護人は、もうこれで終わりだろうと思っていたそうだが、再審開始決定が出

東電女性会社員殺人事件略年表

平成6年（1994）	2月28日	ゴビンダ・プラサド・マイナリ氏が観光ビザで来日
平成9年（1997）	3月19日	東京渋谷区のアパートで女性会社員の遺体発見 トイレで精液の入ったコンドームを発見
	23日	入管難民法違反「不法残留」容疑でマイナリ氏を逮捕
	5月20日	不法残留で懲役1年、執行猶予3年の判決（確定） 女性会社員への強盗殺人容疑で再逮捕
平成12年（2000）	4月14日	東京地裁で無罪。直後に入国管理局施設に収容
	5月8日	東京高裁が再拘置を決定
	6月27日	最高裁も拘置を認める
	12月22日	東京高裁が無期懲役の逆転有罪判決。上告
平成13年（2001）	7月2日	押田鑑定書（ネパール人5人と日本人3人の精液）
平成15年（2003）	10月20日	最高裁が上告棄却（確定） 再審請求
平成23年（2011）	7月23日	DNA型鑑定書（大阪医大鈴木教授）
平成24年（2012）	6月7日	東京高裁再審開始決定　ゴビンダ氏釈放
	6月15日	ゴビンダ氏ネパールに帰国

た後の平成二十四年八月に、検察官は「まだ爪がある」と言い出し、被害女性の爪の鑑定に固執した。その結果、「怪しいX」のデータが出たので、さすがに検察官も諦めた。

平成二十四年六月七日、東京高裁の裁判長は再審の開始を認め、ゴビンダ氏の刑の執行を停止する決定をした。検察官は職権で勾留を続けるよう要請したが退けられ、ゴビンダ氏は同日中に釈放された。

裁判長は決定理由の中で、「もしDNA型鑑定結果が、公判に提出されていたなら、犯人は別の男性Xではないかという疑念を否定できず、ゴビンダ氏の有罪認定に到達しなかったのではないかと思われる」とした上で、新たな鑑定結果は無罪を言い渡す明らかな証拠と認め、再審開始の要件が満たされていると判断したのである。

検察側は異議申立をしたが、平成二十四年七月三十一日、東京高裁裁判長は再審開始の判断を支持し、検察側の異議申立を棄却した。

従来、事件の再審では、数年かかるケースもある中で、二カ月弱の決定はきわめて異例だといわれている。八月二日、検察は最高裁への特別抗告を断念することを発表し、再審開始が決定した。

ゴビンダ氏は入管難民法違反、不法残留罪で有罪が確定しているため、国外強制退去処分を受けて、横浜刑務所を釈放後に東京入国管理局横浜支局に身柄を移された。

そして在日ネパール大使館からパスポートの発給を受け、平成二十四年(二〇一二)六月十五日に、成田国際空港からタイ・バンコク行きの旅客機で日本を出国し、ネパールに帰国した。

ゴビンダ氏の苦悩

ゴビンダ氏の帰国後の十一月七日に無罪が確定した。ゴビンダ氏には、懲役十四年×三六五日×一日あたり一万二千五百円の刑事補償が計算され、これは日本円で約六千万円となる。

ネパールの物価は日本の約八十分の一ということで、ネパールでは四十八億円という時価相当の刑事補償を受けたことになる。

ゴビンダ氏は、不法残留による強制退去処分とされたため、日本に再入国できなかったが、平成二十九年（二〇一六）十一月に妻ラダさんとともに、自分の無実を信じて支援してくれた弁護団たちに感謝の気持ちを伝えたいと来日した。

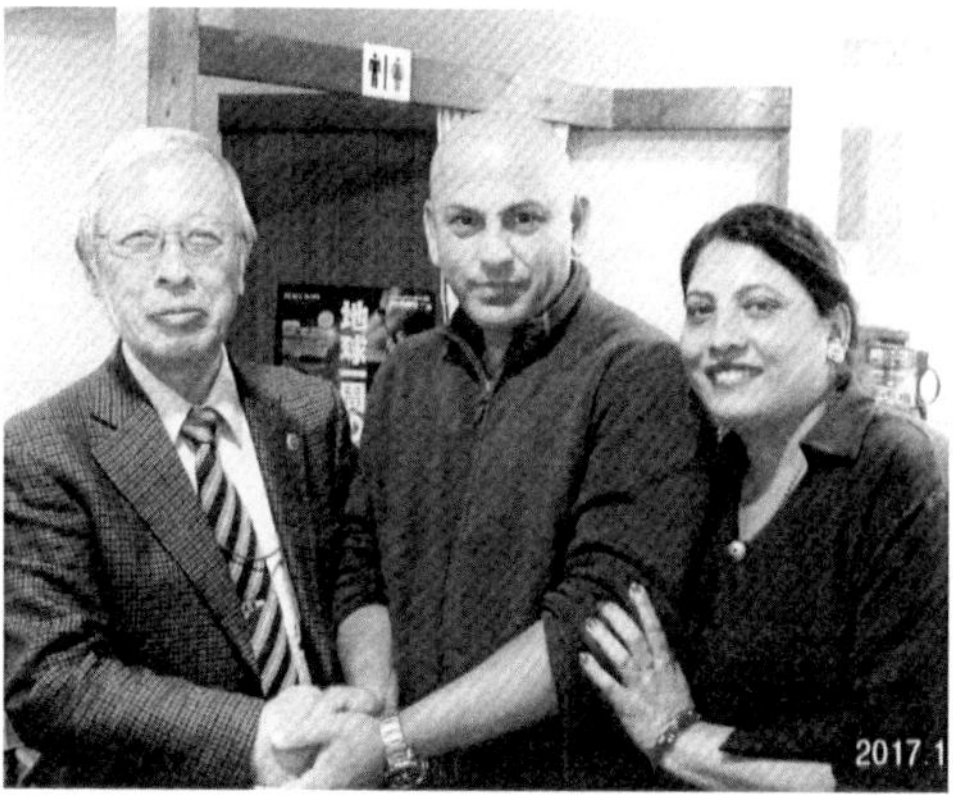

妻とともに来日したゴビンダ氏

彼が観光ビザで日本に来たのは平成六年で、二人の娘は二歳と六カ月だったが、強制退去で帰国したときには二十歳と十八歳になっていた。娘は学校で虐められて傷つき、ゴビンダ氏が帰ったときには精神安定剤を飲んでいたという。「娘たちを抱いたり、成長を見ることはできなかった」という彼に、家族がふたたびまとまることは難しかったようで、娘はそれぞれ結婚して家を出たという。

死刑におびえた50年間　袴田事件

こうして事件は始まった

昭和四十一年（一九六六）六月三十日午前二時頃、静岡県清水《しみず》市（現：静岡市清水区）の味噌製造業会社の専務（男性、四十一歳）と妻（三十八歳）、長男（十四歳）および次女（十七歳）の四名が、火災現場で死亡しているのが発見された。この日に長女は、祖父の家に泊まっていたため難を逃れている。

被害者の遺体は、事件の翌日に司法解剖されたが、当時の静岡県内では医学部がなかったために大学では行われず、地元の病院長が二体、開業医が二体の司法解剖をしていたところから、混迷が始まったといえる。

死体解剖鑑定書には、頭部の解剖をしていなかったので、翌日に頭部だけを解剖したと記載されており、身長は測定しているものの、体重や腹部の皮下脂肪の厚さ、内部諸臓器の重さなどは測定していなかったので、死亡した四人の体格や栄養状態などは判断しにくい状況だった。いずれの死体にも多数の刺創などがあり、火災現場からは凶器と見られる先端部が破損しているクリ小刀が発見されていた。

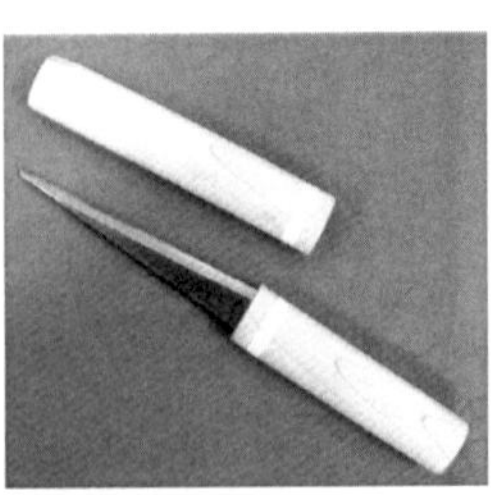

※クリ小刀
刃先が長く細い小刀を繰り小刀と呼ぶ。

静岡県清水警察署は、七月四日に味噌製造工場および工場内従業員寮を捜査し、当時従業員として寮にいた、元フェザー級のプロボクサー袴田巖《はかまだいわお》氏（当時三十歳）の部屋から、極微量の血痕が付着したパジャマを押収した。

八月十八日に、静岡県警は袴田氏を強盗殺人、放火、窃盗容疑で逮捕した。袴田氏は犯行を頑強に否認していたが、勾留期限三日前の九月六日に一転して自白したが、その背景には、長時間におよぶ過酷な取り調べがあったとされている。

ところが、第一審公判途中の、事件発生から一年二カ月後の昭和四十二年八月三十一日になって、味噌製造工場の味噌タンク内から、麻袋に入れられた血染めの「五点の衣類」が発見されたのである。それまで犯行時の着衣は、血痕の付着したパジャマとしていたが、袴田氏の自白ではまったく触れられていない「五点の衣類」に変更されたのである。

発見された着衣は、長期間味噌に漬けられていたので、縮んだのではないかとされていたが、再審請求後に服飾専門家の女性の検討によると、もともと加害者が着ることができない小さいサイズの表示があることが判明している。

供述内容にも矛盾があり、四十五通の調書のうち四十四通を強制的・威圧的な影響下での取調べによるもの等の理由で、任意性を認めず証拠から排除したにもかかわらず、昭和四十三年九月十一日に、静岡地裁は袴田氏に死刑判決を言い渡

※フェザー級
プロボクシングでは122―126ポンド（55・338～57・153kg）

した。さらに昭和五十一年五月十八日に東京高裁は控訴を棄却し、そして昭和五十五年十一月十九日の最高裁の上告棄却により、死刑が確定することになった。

弁護人から依頼されて鑑定

弁護人は、昭和五十六年四月二十日から再審請求をした。その後、凶器とされる先端部が欠けた一三・六cm程度のクリ小刀が、凶器として矛盾するかどうかについての鑑定を、弁護人から押田は依頼されたのである。

司法解剖により、被害者の体格等の詳細なデータは得られていなかったが、高校生の次女が被害に遭う約二カ月前に測定された身体検査記録が新たに発見された。

これは死亡時の体型とほぼ同じ考えてよいと判断できる。

身体検査記録によれば、次女の身長は一五八・五cm、体重六〇kg、胸囲八七・二cm、座高八一・八cmであった。そこで、被害者と同じくらいの年齢で、同様の体格の女性を探したところ、二人の女性ボランティアの協力が得られ、彼女たちのCT画像をもとに、解剖所見に記載されている損傷の性状と凶器に矛盾が見られるかどうかを鑑定した。

解剖所見に記載された「外表から胸椎《きょうつい》左側の損傷」の長さは、次女と体型の類

※胸椎
脊柱のうち、頸椎と腰椎との間の12個の椎骨。おのおのに肋骨が左右一対ずつ付着し、胸郭の後壁をなす。

似している女性においては約一四・七から一五・〇㎝と推定されたので、このクリ小刀では胸椎左側までは達しないという結論になった。

凶器のクリ小刀でこの損傷ができる可能性について、押田は疑問があるとする書類を、平成五年五月一日に提出した。

平成六年八月九日、静岡地裁は再審請求を棄却した。押田が提出した「CT画像分析で得られた数値から、被害者が受けた損傷の深さを推定していること」については、「たった二人の女性のデータでは信用できない」という主旨で、受け容れられないとする決定であった。弁護人は即時抗告を行った。

そこで、さらに八名の女性の協力が得られたので、症例を十例に増やした。その平均値では、身長は約一五八・四㎝、体重は約五六㎏、胸囲は約八八㎝くらいになり、外表から胸椎左側までの平均値は約十七㎝であるという追加書類を、平成七年六月五日に提出した。

再審開始が決定されるまでの長い道のり

平成十年三月から平成十二年七月に、岡山大学法医学の石津日出雄《いしづひでお》教授が、東京高裁から依頼されてDNA型鑑定をしているが、「血痕量の少ない白半袖シャ

※石津日出雄
法医学者。岡山大学医卒業。岡山大学助教授、高知医科大学教授（昭和55～平成2年）、岡山大学教授（平成2～18年）。

ツから採取された試料（B型の血液が付着されているとされる部分）については、他の各鑑定試料の検査成績からDNA型の検出はきわめて困難と思われ、試料の保存を優先して、検査を実施しなかった」としていた。押田は鑑定人の見識の高さに感動した。これらの試料から、十年後の再鑑定で驚くべき結果が得られるとは、当時まだ関係者の誰も気づいていなかったのだ。

第一次再審請求は棄却されたが、平成二十年四月二十五日に、弁護人は静岡地裁に対して第二次再審請求をした。この頃から、袴田氏は獄中で拘禁反応が強くなり、あるいは糖尿病と診断されるようになった。

その後、第二次再審請求審で、後日発見された五点の衣類のDNA型を鑑定することを決定した。

その決定の一部として、平成二十三年十二月二十二日に、弁護側の鑑定で「袴田さんと一致しない」という報道がされるようになった。さらに平成十年に石津教授が検査を実施しなかった白い半袖シャツの右肩の血痕は、B型としてこれが袴田氏の血液型と一致するということで、有罪の決め手になっていたのだが、この血痕のDNA型は弁護側の鑑定でも検察側の鑑定でも、袴田氏と一致しないということになったのである。

※拘禁反応
刑務所や強制収容所などで自由を拘束された状態が続いた場合にみられる精神障害の一つ。神経症・鬱状態・幻覚・妄想などの症状が現れる。

画期的な判断を下した再審開始決定の内容

平成二十五年十二月二日に、最終意見書が出され、平成二十六年三月二十七日に、再審開始決定が出され、そこには「弁護人が提出した証拠、とりわけ五点の衣類等のDNA型鑑定および五点の衣類の色に関する証拠は、新規性の要件を満たすものであり、最重要証拠の五点の衣類が元被告のものでも犯行着衣でもなく、後日に捏造《ねつぞう》された疑いを生じさせるものである」という画期的な判断をしていた。

また、「このDNA型鑑定の証拠などが確定審で提出されていれば、有罪とする判断に到達していなかったと認められる。これらの証拠は刑事訴訟法の無罪を言い渡すべき明らかな証拠に該当する。再審を開始すべきである」とされた。

「DNA型鑑定の結果として、弁護側鑑定の結果によれば、五点の衣類の血痕は元被告のものでも、被害者四人のものでもない可能性が相当程度認められる。検察側鑑定の結果は、弁護側鑑定の結果と相当異なっている。検査方法としては、弁護側の鑑定がより信頼性の高い方法を用いているから、検察側の鑑定によって信用性が失われることはない」としている。

さらに「五点の衣類の色についても不自然だ。衣類の発見の経緯が不自然だ」という記載もあり、ズボンのサイズが合わないということも指摘されている。

そして「再審を開始する以上、死刑の執行を停止させるのは当然だ」「裁量に

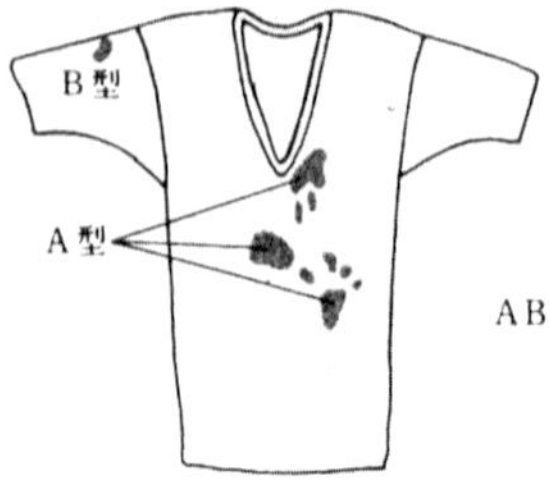

白半袖シャツ(表側)

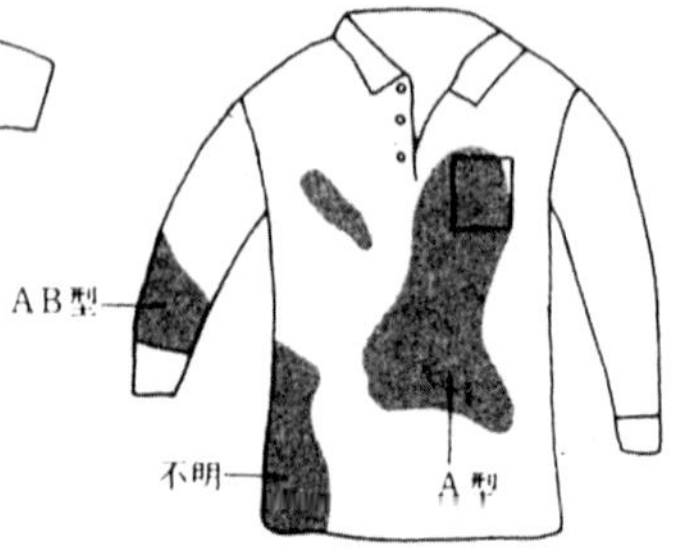

ネズミ色スポーツシャツ(表側)

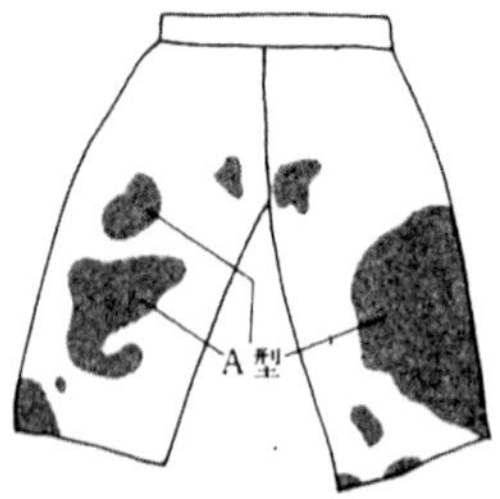

白ステテコ(表側)

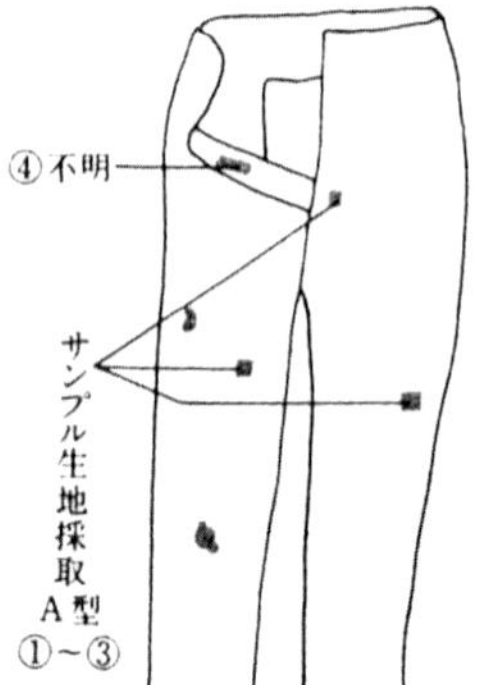

鉄紺色ズボン(表側)

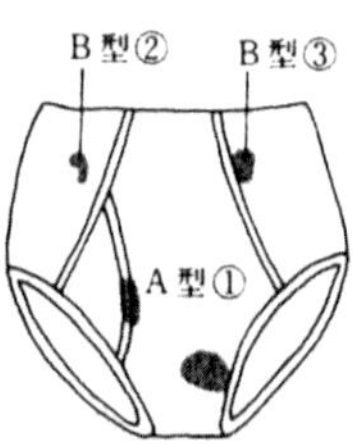

緑色パンツ(前)

より拘置の執行も停止するのも当然だと判断した」「元被告は捜査機関に捏造された疑いのある重要な証拠によって有罪とされ、きわめて長期間死刑の恐怖のもとで身柄を拘束されてきた。無罪の蓋然性が相当程度あることが明らかになった現在、これ以上拘置するのは、耐え難いほど正義に反する状況にある」として執行停止を命じたのである。

平成二十六年三月二十七日、再審開始決定が出された当日、押田はテレビ朝日の『報道ステーション』の取材を受け、「押田の計算では、現在のＤＮＡ型鑑定は、だいたい十の二十乗分の一くらいの精度があり、それを再検討して最先端の技術で分析してもらったということになる」とコメントした。

先輩裁判官と違う指摘をするには勇気がいる

一審の裁判官三人の中で、この事件は無罪ではないかとの書類を作成していた（故）熊本《くまもと》典道《のりみち》氏は、ほかの二人の裁判官の意見に押されて死刑判決を書いたということを、後日明らかにして謝罪している。

熊本氏は一審判決言渡しの七カ月後に裁判官を辞職し、袴田氏の姉に再審請求支援を表明し、平成十九年八月二十五日には、袴田氏の再審を求める上申書を裁判所に提出している。

平成九年三月に発生した「東電女性社員殺人事件」で、無罪判決が下ったゴビンダ氏に対し、検察が求めた勾留要請を退けるなど、現職の裁判官として多数の無罪判決を出し、その後、法政大学の法科大学院の教授を務めていた木谷明《きたにあきら》氏（現在・弁護士）は、この袴田事件再審決定に関して、平成二十六年三月二十八日の東京新聞で、次のように述べている。

「確定死刑囚への再審開始、さらに証拠の捏造の疑いまではっきりと言葉にした点で画期的な決定だ。先輩の裁判官たちが有罪と言い続けてきた中で、違う指摘をするには勇気がいる」「特に再審請求審では証拠開示を徹底的にしなければならない。再審請求は裁判官の裁量で進められるので、開示に熱心な人とそうでない人とでは、結果に天と地ほどの差が出る。再審請求は無実の人を救済する手続きなのだから、裁判官はしっかりと証拠を拾っていかなければならない」「今回の拘置の停止も決定したのは、素晴らしい判断だった」。

平成二十六年（二〇一四）三月二十七日に、袴田氏は釈放された。しかし静岡地検は、三月三十一日に再審開始を認めた決定を不服とし、即時抗告をした。

袴田氏は、死刑確定後には精神に異常をきたしはじめたため、袴田氏の姉が補佐人となっている。袴田氏は三月二十七日の釈放後は都内の病院に入院していたが、拘禁反応は回復の傾向にあり、糖尿病も深刻な状況ではないと診断され、五月末には四十八年ぶりに故郷の静岡県浜松市に帰り、市内の病院に転院し、姉と一緒に暮らしている。

弁護側鑑定について、検察側鑑定人は疑問があるとして、長期間にわたる審理が続いている。しかし、押田は五点の着衣の再鑑定により、早期に冤罪かどうかに決着をつけるべきではなかったかと痛感している。

袴田氏の冤罪が確定すれば、刑事補償法により一日最高一万二千五百円が支払われることになるが、三十歳から勾留され、死刑に怯えた五十年以上の人生を償えるものにはならないであろう。

東京高裁でＤＮＡ型再鑑定を施行していたが、平成三十年（二〇一八）六月十一日に東京高裁は再審請求を棄却した。しかし、釈放されていた袴田氏はそのまま釈放されている。その後、弁護団は最高裁に特別抗告を申し立てた。令和二年十二月二十二日に、本件審理を東京高裁に差し戻す決定をした。

逆恨みによる　秋田弁護士殺害事件

離婚裁判での妻側弁護士を恨んで殺害

平成二十二年（二〇一〇）十一月四日午前四時頃、秋田市の弁護士津谷裕貴《つやひろたか》氏（当時五十五歳）が自宅で刺殺された。

犯人(当時六十六歳)は津谷弁護士宅に、拳銃や解体した槍《やり》のような剪定《せんてい》ばさみを持って侵入した。二人はもみ合いとなったが、体格のよい弁護士が犯人から拳銃を奪取した。しかし、一一〇番通報を受けて到着した秋田県警機動捜査隊の警察官二人は、拳銃を持っていた弁護士を犯人だと誤認し取り押さえた。ところが犯人は、その隙をついて弁護士を剪定ばさみ（長さ約六七㎝、刃の長さ約二二㎝）で二回刺して殺害したのである。

津谷弁護士は、犯人の離婚調停で妻の代理人弁護士となり、平成十六年に離婚が成立したことで、犯人の逆恨みによる犯行だった。

平成二十三年十二月に、秋田地裁は被告人に懲役三十年（求刑無期懲役）の判決であったが、平成二十四年九月に仙台高裁秋田支部では差し戻し判決となった。

※機動捜査隊
警視庁及び各道府県警察本部の刑事部に設置されている執行隊。24時間の交代勤務で、刑事事件、特に捜査第一課が担当する事件（強盗、傷害、殺人等）の初動捜査を担当する。

差し戻し審となった仙台高裁は、平成二十六年九月に、一審判決の懲役三十年を軽すぎるとして破棄し、求刑通りの無期懲役の判決を言渡し、確定した。一審の裁判員裁判の判決よりも量刑が重くなった異例の判決だった。

国家賠償請求訴訟提起で再現鑑定

平成二十五年十月、遺族は秋田県と受刑者に国家賠償請求訴訟を提起した。現場に駆けつけた県警の警察官二人が弁護士を犯人と間違えて両腕をつかんで上につり上げて取り押さえた際に、刺殺されたかどうかが争点となった。

遺族側弁護士から依頼されて、押田は、被害者の被害時の受傷体勢に関して、事件の再現実験を施行した。刑事裁判が決着したので、遺族には弁護士が被害時に着用していた二枚の着衣が返却されていた。そこで、被害時の着衣と類似した着衣を準備して、現場で被害者の息子三人に着てもらい、刺創時の体勢に関して検討した。被害者の息子三人は平均すると父親の体格とほぼ同じであった。

被害者役の息子たちが通常での気をつけ状態では、着衣の損傷と明らかに損傷部位が食い違っており、背の高い警察官役が被害者役の息子の両手を持ち上げた状態では、剪定ばさみによる最初の刺創の刺入方向が一致した。その後、

※国家賠償請求訴訟
公務員の業務中の不法行為で損害を受けたとする人が、国家賠償法1条に基づいて国や地方自治体の賠償責任を問う訴訟。

弁護士は膝から崩れ落ち、右手を上方に確保された状態のままで、心臓に達する刺創を受けたことは、着衣の刺創の方向と一致した。これらの結果を鑑定書として、平成二十八年三月二十八日付で提出した。

平成二十九年十月十六日、約二億二千三百余万円の損害賠償請求に対して、秋田地裁は秋田県への請求を棄却し、受刑者に一億六千四百余万円の支払いを命じた。この判決では、現場に臨場した警察官二人の対応に過失は認められないと判断しており、県の賠償責任を認めなかった。したがって、無期懲役の受刑者は賠償額をほとんど支払えないので、被害者遺族は納得できない。

押田鑑定に関しては判決書百二十一頁中数行しか記載されておらず、「押田鑑定書のとおり、津谷弁護士の刺創は原告ら（遺族など）の主張の態様によって生じうるものであるが、同鑑定書によっても、原告ら主張の態様以外で生じ得るものであるとまでは認められない。したがって、押田鑑定書をもって、原告ら主張の態様により殺害されたと認めることはできない」との判決であった。

遺族は直ちに控訴した。一審判決で指摘された「おかしな論理」に関して、押田は、遺族側弁護士から再実験を依頼された。

秋田県警察の主張する八種の受傷体勢は、死体の解剖所見にのみ依存しており、架空の受傷体勢であった。着衣の損傷を一切考慮していないことは明らかである。そこで、このような架空の体勢で損傷が生じたとした場合に、着衣の損傷といかに食い違うかをすべて八種の体勢で再現した。

つまり、警察の主張する八種の受傷体勢では、二枚の着衣の損傷と死体に確認された刺創の方向が、完全に矛盾しているという結果をまとめて、再度鑑定書を提出した（平成三十年三月二十八日、本文十一頁、写真四十六枚）。

平成三十一年（二〇一九）二月十三日、仙台高裁秋田支部（山本剛史裁判長）は、秋田県の責任を認め、一億六千余万円及び平成二十二年十一月四日から支払い済みまで年五分の割合による金員を支払え、という判決であった。

本件の特徴として次の三点が注目された。

①国家賠償請求訴訟では、消費者問題の第一人者だった津谷弁護士を慕い、全国から一審で二三〇人、二審で三二五人の弁護士が弁護団に加わり、六年にわたる裁判を支えた。吉岡《よしおか》和弘《かずひろ》弁護士団長は、逆転判決を喜びつつ、何度も命を助けられる機会があったと会見で述べた。

②津谷弁護士の奥様は犯人を目撃した状況を法廷でも冷静に語っており、直接接した数年間で一度も感情的になったことのない「秋田美人」であった。

③司法解剖を施行した美作《みまさか》宗太郎《そうたろう》教授の鑑定書が正確で、解剖写真もメジャー

※年五分の割合
年5％の利息。2020年4月より、3％と改訂された。

秋田弁護士殺害事件

平成22年（2010）11月4日午前4時頃、
秋田市の弁護士津谷博隆氏（当時55歳）が自宅で刺殺
110番通報、機動捜査隊員2人は犯人と間違え弁護士確保
犯人（当時66歳）が剪定ばさみで刺殺
平成23年（2011）12月　秋田地裁：懲役30年（求刑無期懲役）～裁判員裁判
平成25年（2013）10月　秋田県と受刑者に国家賠償請求訴訟提起
平成26年（2014）9月　差し戻し審の仙台高裁：無期懲役
平成28年（2016）3月28日　押田鑑定書（息子3人の着衣装着実験、警察官が両手を上に確保した状態で死体の損傷と合致）
平成29年（2017）10月16日秋田地裁：国賠支払命令（秋田県の賠償責任認めず）
控訴
平成30年（2018）3月28日　押田鑑定書（警察の主張する受傷体勢は完全に矛盾）
平成31年（2019）2月13日　仙台高裁秋田支部：秋田県の責任を認める
１億６０００余万円の金員と年５分の利息を支払え
令和元年（2019）12月19日　最高裁：秋田県の上告を退ける　　確定

入りで客観性が確保されていた。また、刑事裁判が終了して、事件当時の着衣が遺族に返却されていたので、息子三人の再現実験が十分可能であった。このような背景で、客観的な受傷状況を再現でき、県側の客観的な事実に基づかない架空の空論を徹底的に壊滅することができた。

その後、最高裁で秋田県の上告を退ける決定をした（令和元年十二月十九日）。臨場した警察官の対応が不適切だったとして、県と受刑者に計約一億六千余万円の賠償を命じた二審判決が確定し、約一〇年間の五分の利息も確保された。

乳腺外科せん妄事件

「胸を舐められた」⁉

風変わりな訴えがあったのは、荒川と隅田川に仕切られた足立区の、ある小さなY病院であった。二〇一六年五月のある日、手術を終えて病室に戻った患者であるA（女性）が、「見回りに来たお医者さんに胸を舐められた」と訴えたのだ。室町期に関所が廃止されて以降、両郡の架橋の町、「専住」として賑わっているこの町が、突如として医療界を巻き込む大きな事件へと発展していった。

Aは、右胸にできたしこりの治療のため以前から通X医師の治療を受けていたが、この日、しこりを摘出するために、Y病院に入院した。Aは、午後一時過ぎ、上司Dが病室で立ち会う中、主治医のX医師から診察を受けた。午後一時三十分には手術室に入室し、午後二時から約三〇分間の手術を受け、そして午後二時四十五分頃には手術室から病室に搬送された。その後、Aは病室で、看護師から体温や血圧、脈拍などのバイタルチェックを受けた。

※バイタルチェック
検温や血圧、脈拍等を検査すること。

Aによれば、手術後の約三〇分の間に二度回診に来たX医師が自分にわいせつ行為をしたといい、一度目の回診の時には、X医師がAの左胸を舐め続け、二度目に回診に来た時には、Aの左胸を見ながら医師が自分のズボンの中に手を入れていたという。Aは、上司にLINEで被害を訴えた。上司の一一〇番通報により、警察官がY病院に来た。

警察官は、午後五時三十分以前に、Aが舐められたという左

表1　当日の動き

時刻	出来事
(お昼前)	AがY病院の、4人部屋満床の病室に、入院
13時頃	病室にてX医師がAの診察。上司D立ち合いの下、右胸にマジックでマーキング(デザイニング)。
13時30分頃	Aが手術室に独歩で入室。その後写真撮影
13時40分頃	麻酔投与後のAの右胸部にエコー検査(超音波検査)した後、両胸を触診。その後、X医師が前立ち医師と再度のデザイニング(切除部位を再調整)
14時00分	手術開始
14時32分	手術終了
14時42分	麻酔終了
14時45分頃	手術室を退出し病室へ
その後	病室に戻り、看護師らから検温、血圧測定を受ける
14時55分頃	ロピオン投与
時刻不詳	X医師が病室を訪る:場面1
時刻不詳	再度、X医師が病室を訪れる:場面2
15時12分	Aが上司DにLINEで「たすけあつ」、「て」、「いますぐきて」等と送信(メッセージ1)
15時21分	「先生にいたずらされた」、「麻酔が切れた直後だったけどぜったいそう」、「オカン信じてくれないた」等と送信(メッセージ2)
15時30分以前	Aが看護師や母親に被害を訴える
その間	上司Dの通報により、警察官が臨場
17時30分以前	警察がAの左胸を微物採取
19時30分前後	Aが退院

胸の乳頭付近をガーゼでぬぐい、微物採取した（表1）。

約一ヵ月後、科学捜査研究所でＤＮＡ型鑑定とアミラーゼ検査を実施したところ、ＸのＤＮＡ型と一致するＤＮＡが検出され、アミラーゼの陽性結果が得られたとの鑑定書が出た。

※アミラーゼ検査
唾液成分の一つであるアミラーゼの存在を確認する検査。

Ｘ医師は、Ａの被害体験が、手術に用いた麻酔薬等の影響でＡがせん妄状態に陥り、その結果Ａが性的な幻覚体験をしたにほかならず、自身は潔白である、と主張した。

その後、Ｘ医師は八月二十五日逮捕され、九月十四日に起訴された。

Ｙ病院が、Ｘ医師の潔白をホームページ上で公表して逮捕に抗議したことから、大手メディアでも大々的に報道された。なお、詳細な事実関係は表２のとおりである。

この件については、大きく二つの問題点があった。一つは、Ａの被害申告が、術後せん妄に基づく性的幻覚であるかどうか、またもう一つは、得られたＤＮＡ型鑑定やアミラーゼ検査が科学的に許容され信用できるのかどうかである。

表 2 控訴審判決までの時系列

年月日		手続	内容
2016 年	5 月 10 日	−	手術、被害申告、微物採取、当日退院
	6 月 9 日	−	採取した微物の鑑定結果が出る
	8 月 25 日	−	医師逮捕
	9 月 14 日	−	公訴提起（起訴）
	11 月 30 日	公判 1	第一回公判（期日間整理の意向を示す）、保釈請求
	12 月 7 日	−	保釈
2017 年	2 月 16 日	期日 1〜16	証拠開示請求等
2018 年	9 月	公判 2-6	警察官ら、患者 A・母親 C・上司 D、病棟主治医（手術前立医）・麻酔担当医、看護師ら、同室患者の証人尋問
	9 月〜11 月	公判 7−11	検察側精神科医・麻酔科医・科捜研技官・法医学研究者、弁護側精神腫瘍科医・乳腺外科医・麻酔科医・DNA 検査員・法医学専門家の証人尋問
2019 年	2 月 20 日	公判 14（判決）	東京地裁が無罪判決
	3 月 5 日	検察官控訴	検察官が控訴状を提出
	9 月 18 日	第 1 回打合せ期日	裁判所の 3 つ関心事が示される。職権採用する証人を推薦するように裁判所が当事者に指示。
2020 年	2 月 4 日	第 1 回公判	冒頭手続、検察官推薦の精神科医の証人尋問
	2 月 26 日	第 2 回公判	弁護人推薦の精神科医の証人尋問
	3 月 24 日	弁論	検察官の弁論要旨の陳述。弁護人は弁論要旨陳述に加え、法廷で弁論を実施。
	4 月 15 日	判決予定日	新型コロナウイルス感染拡大に伴い、延期。
	5 月 2 日	—	（朝山裁判長が定年退官）
	7 月 13 日	判決	有罪判決（懲役 2 年）。被告人と弁護人が即日上告。

せん妄とは

ところで、せん妄とはどのようなものだろうか。

せん妄とは、広範囲にわたる脳障害の結果生じる様々な精神症状をいう。一見、意識が朦朧としている状態を想像するかもしれないが、それだけではない。せん妄にはいくつかのパターン（サブタイプという）があり、暴言を吐いたり暴れたり興奮したりする過活動型、一見寝ているように見える低活動型、そしてその中間の混合型に分類される。

過活動型の典型的な症例としては、入院患者が暴言を吐いたり、自分の点滴等のルートを抜去する例、ふらっと起き上がり歩こうとして転倒する例、ベッドから転落する例などがあり、天井の模様が顔に見えるという幻覚例もある。

また、普通に会話しているにもかかわらず実はせん妄だったという場合がある。しかし、その場合でも、時間感覚が分からなくなったり、ここがどこかという空間認知ができなくなったりするほか、記憶が欠如したり、と様々である。

せん妄は患者の予後に影響する

ある病院のデータ（本件裁判の専門家証人の証言）では、患者自身が点滴等のルートを抜去する事例のほとんどが、またベッド等からの転倒転落の多くが、せん妄により発生している。かつて、せん妄は放っておけば治る、ルート抜去等の具体的なイベントがなければ経過観察で良い、という風潮があった。しかし実は、せん妄状態を放っておくと、患者の入院予後に影響があり、認知機能に悪影響を及ぼすことがわかってきている。

左胸から検出されたＤＮＡとアミラーゼの謎

なぜ、Ａの左胸からＸ医師のＤＮＡと同型のＤＮＡとアミラーゼが検出されたのか、弁護団はその原因を探った。

〔接触機会１：術前の診察〕

現在では、手術部位の左右の取違えを防止するために、あらかじめ手術部位にマジックで印をつけおくことが必須となっている。Ｘ医師によれば、Ａの手術部位を間違えないように、手術前に病室内で、Ａの左右の胸を素手で触診して、しこりの位置や形を確認してから、マジックで右胸にマーキングした。乳腺外科領域では、しこりの大きさや形状を把握するため、素手で触診することが

※マーキング
手術で切開する通りの線を引くこと。

※触診した
Ａによれば、病室でのマーキングの際にはＸ医師が左胸を触ることがなかったと証言している。裁判所も、ここはどちらが真実であったか、決定打には欠ける、とした。

多く、X医師も、素手でAの胸を触診した。

なお、この時、X医師は、手術前後を比べるために、マーキング後のAの胸の写真を撮影した。


（接触機会2；手術室での触診とデザイニング）

その後、X医師は、数名の看護師が手術の準備をしている手術室内で、Aの胸の写真を何枚か撮ってから、麻酔により眠っているAに、エコー検査を実施して、腫瘍の大きさや位置を再度確認した。その後、X医師は、再び素手で左右の胸を触診し確認した。その際、X医師はAの両胸を強く摘んで両胸の乳頭分泌物から異常所見がないかを確認した。

X医師は、これらの確認を終えてから、先輩で、前立ち医のH医師に、予定術式やエコー検査の結果、手術範囲について、Aさんに触診しながら説明した。この時のX医師はマスクを着用していなかった。

その後、H医師から、切開部位をもう少し小さくしようと提案があり、デザイニングを行った。というのは、Aがモデル業の仕事をしていたため、できるだけ切除部位が小さく目立たない方が良いだろうとの判断からだった。

手術前には消毒担当者が、手術をする創部側、つまり右側の胸だけをイソジンで消毒した（健側である左側は消毒しなかった）。

※エコー検査
超音波を用いてしこりなどの形状を映し出す検査機器。

※前立ち医
執刀医を補助する医師で、先輩医師が補助する場合もある。

※デザイニング
実際に切開部位をデザインすること。

※健側
手術をしない部位、健康な部位。

〔複数の付着可能性〕

このように、X医師は、医療安全上の理由から、病室で触診したほかに手術室で二度触診した上、デザイニングするためにH医師と打ち合わせるなどした。すなわち、複数の機会にX医師のDNAやアミラーゼがAの左胸に付着した可能性のあることがわかってきた。もっとも、触診や会話による飛沫唾液によって、どれくらいDNAやアミラーゼが付着するのか、明らかではなかった。そこで、DNA等の付着量を再現して検証する必要が生じた。

〔再現実験〕

弁護団は、実際にAが主張する被害状況を再現するとともに、X医師が主張する可能性を再現して、DNAとアミラーゼの検出の有無を実験した。

具体的には、実際に触診したり舐めたり、喋ったり乳頭を摘んだりした場合に、どれくらいのDNA量が検出されるか、そもそも指先にどれくらいのDNA量がついているかを検証することにして、それぞれ被験者、実験者等の協力者を募集して再現実験した。

すると、思わぬ発見がいくつかあった。

一つには、同じ条件で実施したにもかかわらず、実験ごとに付着するDNA

量が異なることである。とくに、両手の指先に付着しているＤＮＡ量は、同時に計測しても、左右の手で百倍以上も付着量に差があることが明らかになった。この抜き打ち検査は数回に渡り実施されたが、結果は同様に、左右差が大きかった。手指にはアミラーゼが付着していることがわかった。

検査センターの担当者によれば、センター内の職員で予備実験をしたところ、すべての被験者の指からもその人のＤＮＡとアミラーゼが出たと言うのである。しかも、その場で「抜き打ちで検査します」と言うので、居合わせた２名の弁護士は抜き打ち検査を受けたが、後日、弁護士の手指からも自分のＤＮＡとアミラーゼが検出した、との結果を知らされた。

また、もう一つは、何も胸部に付着させていない状態の被験女性からＤＮＡ検査をしたところ、何も付着させていない女性の胸からは、その女性のＤＮＡも検出されなかった。しかも、このような現象が複数回あった。採取は、臨床検査技師が行っており、ガーゼでの拭き方には問題があるわけではない。従来、ガーゼで体を拭えば必ずその人のＤＮＡが出ると言われていたが、実は、そうでない場合があることが判明したのだ。

これらの再現実験から、ＤＮＡ量がその時その時の条件によって変わってくる可能性があることが明らかになった。

※予備実験
実際に検証する前に、練習の意味合いを含めて実験し、本検証に備える。

※何も胸部に付着させていない状態の被験女性
女性の胸に何かした場合と何もしない場合とを比較することが重要であるが、何もしなかった方をコントロールということがある。

※可能性がある
執筆時には COVID-19の研究として、飛沫唾液の分布に関する研究が多数あるが、弁護団が再現実験した際には、唾液飛沫に関する研究は世界的にもほとんどなかった。

手術内容とその後の様子

ところで、手術後のAさんの様子は次のようなものであった。

Aは手術前に、酸素のほか、プロポフォール、セボフルラン、笑気ガスといった麻酔薬を投与され、鎮痛剤のペンタゾシンも投与された。

プロポフォールは通常の約二倍が投与され、ペンタゾシンは、通常の六〜十二分の一程度しか投与されなかった。これには理由があった。担当の麻酔科医が、過去に若い患者に対してプロポフォールやペンタゾシンを投与したところ、鎮静効果が悪く、ペンタゾシンによる吐き気等の副作用が出た経験をしたことがあったため、今回、三十代前半のAにはペンタゾシンを少なめにして、プロポフォールを多めにしたのであった。

〔「痛い」「痛い」と訴え続けた〕

鎮痛剤が少なかったためか、Aさんは、手術後、病棟でも三十分以上、「痛い痛い」と訴えていた。

医師や看護師の証言によると、Aは、手術室を出る頃から、「痛い、痛い」と呟き、病室に戻る途中でも、医師の呼びかけと関係なく、「痛―い、痛―い」と呟いていた。さらに、病室に戻ってからも、Aさんは目を閉じたまま「痛い、痛い」と呟いていた。そのため受け持ち看護師が、医師の許可の下、午後二時五〇分頃、ロピオンを投与した。午後三時十五分頃にもAは痛みを訴えていた。

〔ところどころ記憶がない〕

Aによると、痛み止めの点滴を打ちますと言われた記憶はあるものの、「痛い、痛い」と言っていた記憶がなく、バイタルチェックを受けた記憶もなく、さらに、質問されてもいないのに「痛い」と答えた記憶や、ナースコールで呼ばれた看護師が訪室した記憶もないのだという。

〔「ふざけんな、ぶっ殺すぞ」？〕

さらに、看護師によると、バイタルチェックの際、Aの左脇に体温計を挟もうとしたときに、目を閉じたAが「ふざけんな、ぶっ殺すぞ」と微かな声で呟いたという。この看護師は、私何か悪いことしたかな、と思いながらもそのまま検温し、特に、この発言を受け持ち看護師に報告をしなかった。

〔頻繁なナースコール〕

看護師によると、Aは、少なくとも、術後三十分の間に四～五回、ナースコールを押した。看護師は、定時の見回りの他にナースコールが押されるたびに、

※ふざけんな、ぶっ殺すぞ

Aによれば、ぶっ殺すと言った記憶がなく、そもそも自分はそのような汚い言葉を吐くことはなく、ぶっ殺すとは言っていないとのことである。

病室を訪れたが、Ａによれば、ナースコールを押しても看護師が来なかった、という（看護師がきた記憶がない可能性が高い）。

〔看護記録から見るＡの様子〕

受持ち看護師が作成した看護記録には、「創部痛強く」「（痛み止めの）ロピオン投与」「その後も創部痛強く」「母親がいないことへの不安を訴え頻コールであった」「不安言動は見られた」「号泣している」「酸素マスクを外し号泣している」「酸素マスクを外してしまうことが続き」「ふらつきあるも付き添い歩行」とせん妄の兆候とみられる言動・行動が記録されていた。

もっとも、看護記録には、「せん妄」という単語はなく、また「ぶっ殺してやる」との発言があったとの記載はなかった。

科学鑑定の問題

ところで、科捜研が実施したＤＮＡ型鑑定とアミラーゼ検査には重大な問題があった。まず、アミラーゼ検査については、どのような方法でアミラーゼを検査したのか、法廷では明らかにならなかった。というのも、検察官は、ファデバス・アミラーゼ試薬を使用したということ以外に、詳細を明らかにしなかっ

※看護記録
看護師の思考（看護行為の目的や必要性の判断）、実施したケアを示すもの。看護師が「ケアを実施した」大切な証しである。本件のこの記録は、その日の数時間後に作成された記録であった。とこの日、警察官が病院に来たため、院内が騒然として受持ち看護師もその対応に追われていたからである。

※ファデバス・アミラーゼ試薬
アミラーゼ検出試薬の商品名。

たからである。しかも、アミラーゼ検査の結果が陽性とされているにもかかわらず、ワークシートに「＋」と記載があるだけで、陽性を示す写真がなかった。そのため、どの程度に変色して陽性反応を示したのかが検証できなかった。

他方で、ＤＮＡの定量値が問題になった。ワークシートには1.612ng／μＬというＤＮＡ濃度（量に相当）の記載があるが、科捜研は、本来予定されている検査方法のうち重要な工程を省略していたのである。ＤＮＡの定量方法はリアルタイムＰＣＲ法によって行われたが、これは、ＤＮＡの型判定の前の準備的な検査である。検査原理は、あらかじめ濃度が判明している標準試料四つと、検査したい検体とを同時に測定して、加温・減温を繰り返して検査する（次ページ図参照）。検査原理を比喩的に言えば、ある人の身長の概算値を出すのに、一五○㎝、一六○㎝、一七○㎝、一八○㎝の人を四人を並べて、調べたい人をその間に立たせれば、調べたい人の身長がどれ位かおおよそ分かるのに似ている。

しかし、科捜研では、四つの標準試料に関して、同時に測定していなかった。これでは、科学的にはどうして算出された値が正確なのか、説明がつかない。

このように、検査手法の詳細も明らかになっていないアミラーゼ検査や、検査原理からしてなぜ定量値が正確と言えるのかが明らかでない鑑定が、果たして科学的に許容されるのか、が重要な問題となった。

※ワークシート
検査の過程や結果を、検査するたびに記載することが通達によって義務付けられた文書。

※リアルタイムPCR法
標準試料と検査試料とを同時に加温したり減温したりして、DNAを2倍、4倍、8倍…と増幅させていく検査。

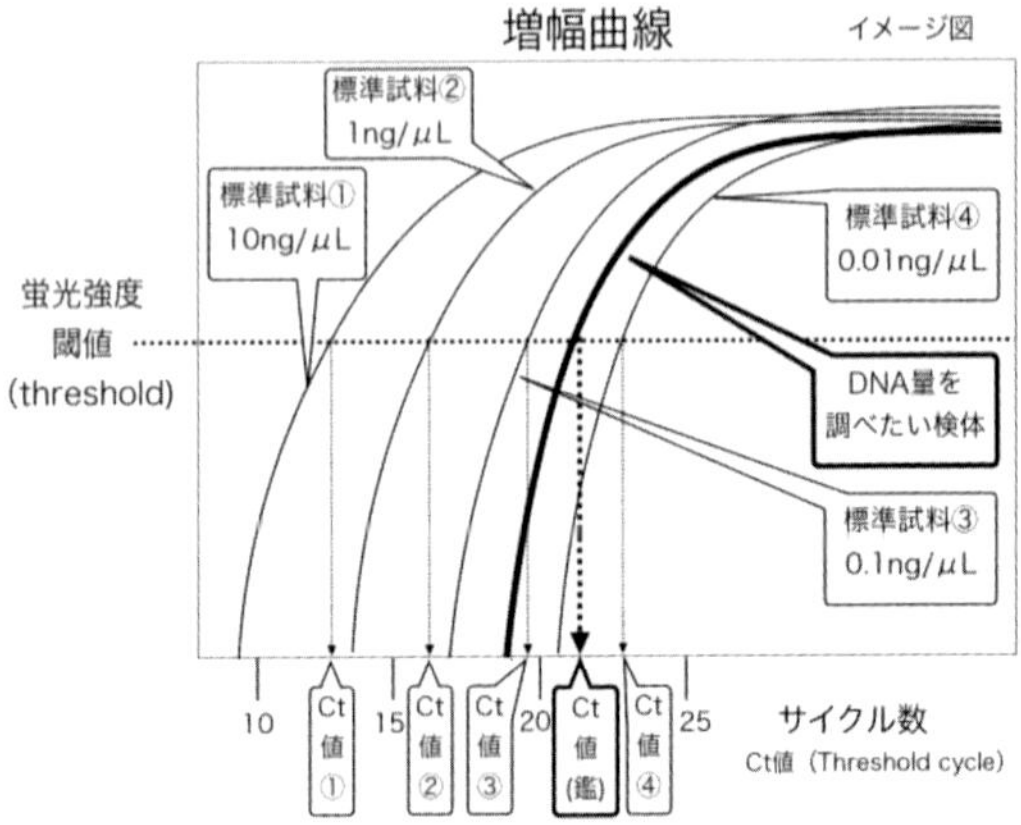
増幅曲線
イメージ図
標準試料②
1ng/μL
標準試料①
10ng/μL
標準試料④
0.01ng/μL
蛍光強度
閾値
(threshold)
DNA量を
調べたい検体
標準試料③
0.1ng/μL
10
15
20
25
Ct値①
Ct値②
Ct値③
Ct値(鑑)
Ct値④
サイクル数
Ct値（Threshold cycle）

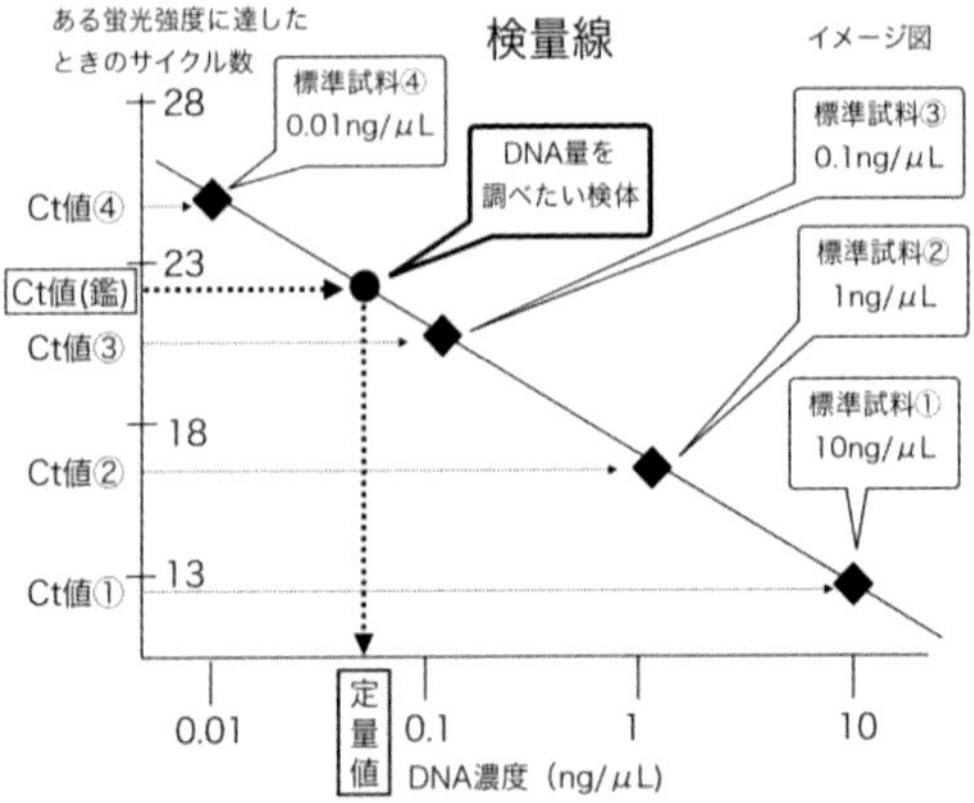
ある蛍光強度に達した
ときのサイクル数
検量線
イメージ図
標準試料④
0.01ng/μL
DNA量を
調べたい検体
標準試料③
0.1ng/μL
標準試料②
1ng/μL
標準試料①
10ng/μL
28
23
18
13
Ct値④
Ct値(鑑)
Ct値③
Ct値②
Ct値①
0.01
定量値
0.1
1
10
DNA濃度（ng/μL）

第一審での裁判

では、Aさんはせん妄状態にあったのだろうか。せん妄状態にあって、性的幻覚を体験したとしたら、Aさんの被害申告の内容が真実だとは言えない。

検察側の二名の証人（精神科医と麻酔科医）の証言によると、Aが舐められたと言っている左胸から相当量のX医師のDNAが検出され、アミラーゼ反応があったのであれば、事件が存在したと思われるから、せん妄ではない。また、薬剤の効き目は個人差があり、プロポフォールを200㎎くらい使うこともよくある。Aの年齢、使用麻酔薬の種類、量、三十二分間という短時間手術はせん妄を誘発する可能性が低い。プロポフォールによるせん妄発生は0.1％～1％以下である。午後三時十二分にLINEメッセージを送信しており、外界と連絡がとれるほどに、非常に良好な覚醒状態である。

これに対して、弁護側の二名の証人（精神科医と麻酔科医）の証言をまとめると、せん妄は入院患者の二十～三十％で出現する。術後の急性疼痛や飲酒、セボフルランやプロポフォール等の麻酔薬、オピオイド（ペンタジン等）がせん妄の誘発因子であり、年齢・性別に関係なく発生し、短時間手術でも発生する。関係者の証言や記録を前提に、DSM-5やCAMという診断基準に当てはめ

※せん妄に関する証言
せん妄の診断基準を質問された検察側証人は「ここでは答えられない」と証言した。もう一人の証人は、乳房手術が術後せん妄を誘発する可能性が他の手術よりも約5倍高いという論文を引用した論文を書いていたことを認めた。

※急性疼痛
手術による痛み。

※飲酒
Aは手術の前の日に飲酒していた。

ると、当時のAは、せん妄状態にあったと診断できる。せん妄による幻覚も性別・年齢を問わず生ずる。医学文献によると、手術後の性的幻覚として、血圧測定でゴム球を握る行為をわいせつ行為と勘違いした例など、プロポフォールによる性的幻覚例がいくつもあり、いずれの幻覚も生々しい。Aが術後にせん妄により性的幻覚を体験した可能性がある。

科捜研の検査体制の大きな問題

ところで、科捜研では、DNA型鑑定を実施する際には、鑑定の経緯や結果を記録するために、ワークシートという検査記録の作成が通達により義務づけられている。

警察庁の指針（警察庁丁鑑発第75号）によれば、「ワークシート等（…略…）の記載は鑑定の推移に応じてその都度手書きで行い、鑑定後にまとめて記載することのないように」とされている。

弁護人が1.612ng/μLの値の謎を追っていた時である。ある法医学者が「開示証拠はコピーだからしっかり現物を確認しなさい」というので、弁護人が検察庁に、ワークシートの現物を確認しに行ったことがあった。

※DSM-5
米国精神医学会が発行する　Diagnostic and Statistical Manual of Mental Disorders, の5版の略称であり、精神疾患の診断・統計マニュアルの5版である。せん妄を始め、精神疾患の診断基準として世界で広く用いられている。せん妄診断のゴールドスタンダードとも言われる。

※CAM
せん妄診断の簡便な評価尺度として一般病床でよく用いられている。①急性発症で変化する経過、②注意力散漫、③支離滅裂な思考、④意識レベルの変化の4項目のうち、①②に加え、③または④が満たされればせん妄と診断するという簡易な診断基準である。

なんと、ワークシートが鉛筆書きされていたのだ。それどころか、つぶさにみると、何箇所も、消しゴムで消されていて、消したところに鉛筆で上書きされている。検査の日時や検査に使用されたロット番号が消しゴムで消されていて書き直されていたり、あるいは二行消されて一行加筆されていたりした。科学の世界では、研究論文の作成過程で実験ノートを鉛筆書きすることはご法度である。消しゴムで消すことは、さらにご法度である。

それどころか、アミラーゼ検査前の出来事がワークシートの途中で不自然に改行されて記載されていて、その横にアミラーゼ検査の結果が記載されていたのである。前記の警察庁指針に違反することは明らかであった。

法廷で、科捜研の技官にこの点を追及したところ、少なくとも九箇所の加筆・修正をしたことを認めた。しかも、恐ろしいことに、この技官によれば、二〇一六年九月頃には検察官からＤＮＡの「量」が重要争点となると聞かされていたが、鑑定に使用したアミラーゼのゲル平板や標準試料の検量線データ、さらには検査に使用したＤＮＡ抽出液の残試料を、二〇一六年末に科捜研が廃棄したというのである。抽出液の滅失により、この検査の再鑑定ができなくなった。別の法医学者は、このような科捜研の実態について、「正直申し上げて、少し背筋が凍る気持ちになった」と証言した。

※ＤＮＡ抽出液
ガーゼから細胞を分離し、細胞からＤＮＡを抽出した液

東京地裁の判決

東京地裁は、二〇一九年二月二十日、以下のように述べて無罪判決を言い渡した。

〔せん妄について〕

Aは、手術室から出た時から、術後三〇分の間、絶えず痛みを訴えていたことや、また看護師が検温しようとした時に、目を閉じたまま「ふざけんな、ぶっ殺してやる。」とかすかな声で言ったこと、さらにはナースコールを何度も押したうえ、ナースコールが鳴ったことで看護師がベッド脇にきたもののその記憶がないこと、加えてAには、看護師が血圧測定や検温したことや聞かれてもいないのに「痛い」と言ったことを記憶していないことなどから、当時Aがせん妄であった可能性は十分にあり、性的幻覚を体験した可能性も相応にある。Aの証言の核心部が具体的で迫真性に富んでいたとしても、証言の信用性が高まるとはいいにくく、信用性に疑義を挟む余地がある。

〔犯行以外に唾液が付着する可能性がある〕

手術室で、X医師は、両胸を触診したり両方の乳首を両指で掴んだりしており、手指のＤＮＡが付着した可能性がある。また、マスクをつけない状態で切開部位を短くするためにマーキングの修正をしており、Ｘ医師の唾液飛沫が付着した可能性がある。さらに、入院直後の病室における検査でも、両胸を露出した状態でマーキングした可能性があり、決定打には欠けるが、この段階でＡの左胸を触診した際にもＸ医師のＤＮＡが付着した可能性がある。

〔微物検査とアミラーゼ検査について〕

微物検査とアミラーゼ検査に関して、付着物の採取や保管の過程等が写真等により記録されることは望ましいが、刑事訴訟法等の関係法令には写真撮影を義務付けてはいないことから、写真がなくとも証拠能力は否定されない。

〔ＤＮＡ定量検査について〕

ＤＮＡ定量検査は、ＤＮＡ型の判定のための準備行為であり、厳密な数値の測定自体を必ずしも目的とするものではない。また、定量検査のリアルタイムＰＣＲ法は、４つの標準試料と検査試料とを同時に定量する検査であるところ、なぜ、標準試料の増幅曲線を見ずに、検査試料の増幅曲線だけを見てＤＮＡ定量検査の結果が保証されるのか、原理的に全く不明である。

しかも、ＤＮＡ定量値が記載されているワークシートは、鉛筆書きされており、消しゴムで書き直して上書きした痕跡があり、少なくとも、消しゴムで消して上書きした痕が七箇所、消しゴムで何らかの記載を消した痕跡が二箇所ある。科学者として実験データの検証可能性を確保するために、消しゴムでの修正が可能な鉛筆で記録することが許されないのは当然であるし、鉛筆書きせざるを得ない理由もみあたらず、刑事裁判に向けた鑑定書作成の基礎資料の作成方法として相応しくない。しかも、検査の都度ワークシートを作成するようにとの通達に反していたのではないかと疑われる記載もある。

さらに、科捜研の検査担当者は、二〇一六年の九月頃、検察官からＤＮＡ定量検査の結果が重要性を持つと知らされたにもかかわらず、同年十二月頃に、抽出液を廃棄したことは、ＤＮＡ定量検査の検証可能性を失わせるものであり、非難されるべきである。しかも、標準試料の増幅曲線や検量線図が消去されていたのであるから、抽出液を廃棄せず残余を保存することが是非とも必要であったにもかかわらず、抽出液を廃棄したことは、検査者としての誠実性を疑わせる。

もっとも、ＤＮＡ定量値は捏造になじみにくく、また、消しゴムで消して書き直したところは定量値に直結するものが含まれていないことなどから、捏造があったとは言い難く、信用性判断をしない。

※検証可能性
当該検査が正確であったのかを再確認すること。

〔結論〕

Aは、当時、せん妄状態にあった可能性が十分にあり、幻覚体験をした可能性が相応にあるのに対し、X医師の唾液がAの左胸に付着する複数の可能性があることから、X医師がAの左胸を舐めたとは言えない。また、写真を複数撮影したことは、医学的に説明がつくものであり、医学的な目的以外で撮影したとは言えない。よって、犯罪の証明がない。

こうして、東京地方裁判所は、二〇二〇年二月二十日、X医師に対して無罪判決を言い渡した（大川隆男裁判長、内山裕史裁判官、上田佳子裁判官）。

控訴審へ

これに対して、検察官は、三月五日、控訴した。こうして次の戦いは東京高裁に移った。

〔当事者が主張した争点〕

検察官の控訴趣意書は約三分の二がＤＮＡ及びアミラーゼに関する主張であった。それは、科捜研の行ったＤＮＡ型鑑定及びアミラーゼ検査には問題がない、というものであった。検察官は、八点の証拠を請求したが、いずれも科学

※控訴趣意書
控訴の理由を記した文書。

※控訴答弁書
控訴に理由がないとする反論文書。

鑑定に関する証拠であった。

これに対し、弁護人の控訴答弁書は、科捜研のＤＮＡ型鑑定及びアミラーゼ検査に問題があったこと、また手術や術前後の診察の過程でＸ医師のＤＮＡやアミラーゼがＡの健側部に付着する可能性があることなどを指摘した。また、弁護人は、科学鑑定に関する証拠のほか、せん妄に関する精神科医及び麻酔科医の各意見書を証拠請求した。

〔実際の争点と証人候補〕

ところが、東京高裁は、①術後三十分間のＡがせん妄状態に陥っていたのか、②せん妄状態でもスマートフォン等を操作して被害を訴えられるのか、③せん妄による幻覚を体験したのか、の三つについて関心があると明言した上で、東京地裁の認定事実、検察官の主張事実、弁護人の主張事実に照らして、どのような結論を得られるか、専門家の意見を得たいと言った。

そこで、検察官は精神科医を、弁護人は精神科医と麻酔・集中治療の医師を証人請求として推薦した。しかし、東京高裁は、精神科医の証言だけ職権採用し、麻酔科医の証人請求に対しては却下した。

〔検察側証人の証言〕

※精神腫瘍科医
がんの専門的な知識を有する精神科医。

※職権採用
裁判所は，職権で証人や証拠を採用する権限がある。

※麻酔科医の証人請求却下
東京高裁が麻酔科医の証言を得なかったことは、裁判所が医療の実態を知らないことを露呈した、と考えている。確かに、精神科医であってもせん妄の専門家はいるが、日々の様々なせん妄について、その病態や現状を熟知しているのは麻酔・集中治療医や外科病棟を管理する医師である。そのような医師から話を聞かずに、精神科医だけで良いという合理的な理由はない。

検察側証人の証言の要旨は以下のようなものであった。
①自分はせん妄の専門家ではなく論文もなければ研究もないが、救急センターの兼任教授として多くのせん妄患者を見ている。麻酔薬によるせん妄が回復する様子は、酩酊：アルコールによるせん妄から離脱する様子に似ている。アルコールの場合酩酊状態から徐々に寛解していくが、せん妄もこれと同様に過活動型→混合型→低活動型を経て寛解していく。
②過活動型せん妄及び混合型せん妄は、幻覚を体験する可能性があるが、低活動型せん妄の場合幻覚を体験することはない。
③手術直後の午後二時四十五分頃のAは過活動型から混合型であったが、午後二時五十五分頃には低活動型となっており、助けを求める LINE 送信をして、午後三時十二分時点ではせん妄状態を脱していた。
④Aの被害証言は、痴漢被害者の心理の典型と酷似している。せん妄は「譫妄」と書くが、タワゴトだろうと考えると本質を見誤る。
⑤わが国及び世界中で、医師の性犯罪が注目されており、麻酔鎮静中の医師の性犯罪は世界的に深刻な問題とされている。

〔弁護側証人の証言〕
弁護側証人の証言の要旨は以下のとおりである。

※寛解
徐々に良くなっていくこと

①証人は、せん妄の論文や研究が多数あり、せん妄に関する科学研究費も取得している。せん妄は医療者による見落としが多い。術後せん妄の発症率は三割程度とされ、せん妄の発症には年齢や既知のリスクファクターと関係がない。せん妄の経過中に幻覚を呈する頻度は、数十％にのぼる。
②世界で承認された定評あるせん妄の診断基準であるＤＳＭ－５やＣＡＭ（Confusion Assessment Method）の診断基準に照らすと、地裁の認定事実、検察官・弁護人の主張事実のいずれの場合もＡはせん妄であった。
③せん妄にはサブタイプがあり、暴れたり暴言を吐いたりする過活動型、寝ているようにおとなしい低活動型、その中間の混合型に分けられる。Ａは術後三〇分の間、過活動型または混合型せん妄であった。サブタイプとせん妄の重症度は関連性がない。いずれのサブタイプでも幻覚体験し得る。
④酒酔い運転は、現状を正確に把握しハンドルを適切に操作し得ないが、運転自体は可能であるように、自転車に乗る、楽器を演奏するという意識的な処理を伴わず自動的に動作できることを手続記憶という。LINE メッセージの送信は手続記憶であり、せん妄状態でも LINE 操作ができる。
自身の経験でも、患者が深夜に「家に帰る」と訴えて自宅に電話したり、自ら LINE で家族に連絡したせん妄患者を経験している。
⑤せん妄に伴う幻覚の経験例として、夜中に、「クローゼットに人がいる」と言

※リスクファクター
危険因子。病状、疾患、またはそれらに対する医療行為に随伴して、患者に悪影響を及ぼしうる事象。

って病室のロッカーを詮索した患者や、回診の際に枕に向かって自動車セールスをしている患者（しかも声をかけると、静かにしてくれと注意をしてきた）、壁に人が見えると言ってスマホで撮影し始めた患者、退院予定がないのに家族に退院するとLINE送信した患者などがいる。

〔判決の内容〕

東京高裁は、二〇二〇年七月十三日、懲役二年の有罪判決を言い渡した。その理由は、次のとおりである。

患者Aの被害証言は、「具体的で迫真性に富み、一貫性があり」、また午後三時十二分以降のLINEメッセージとも合う。また、LINEは、「スマートフォンを探し出した上、LINEアプリを起動させ宛先としてD（注：上司）を選択して、メッセージを入力することができた」のであり、せん妄による意識障害があったこととは相入れない。よって、被害証言は信用できる。

事件から二年以上経つAの証言は時の経過により記憶が薄れていたとしても不自然ではなく、本件の衝撃が大きかったことから看護師から受けた施術の内容や細かい経過の記憶がないのは無理からぬところがある。

なお、患者Aが「ふざけんな、ぶっ殺してやる」「ここはどこ。お母さんどこ」といった発言は、「カルテにこれらに相当する記載がなく」「病院関係者の証言

※迫真性
リアリティのあること。

に基づくもの」であり、「Aに不利益な内容の病院関係者による証言であるから、その信用性の判断は慎重に行う必要がある」。また、カルテには「不安言動は見られていた」との記載はあるものの、「せん妄」との記載がないし、逆に「術後覚醒良好」との記載がある。

他方、アミラーゼの陽性反応を示す資料はないが、科捜研技官は相当の技術を有し適切に鑑定しており、あえて虚偽の証言をする実益も必要性もないから信用性は否定されない。またアミラーゼは体液の中では唾液由来のアミラーゼである可能性が最も高いから、アミラーゼ鑑定から、唾液の混在が証明された。DNA定量検査について、科捜研技官がワークシートを鉛筆で記載し修正や追加の書き込みをしたことは直ちに検査結果の証明力を減じないし、DNAの定量値も捏造になじみにくく、定量検査の結果の信用性は否定されない。

以上によれば、本件アミラーゼ鑑定、DNA定量検査の結果は、科学的な厳密さは議論の余地があるとしても、Aの証言と整合するから、証言の信用性を補強する証明力を十分に有する。よって、事件性について、合理的な疑いを容れない証明があるとして、懲役二年の実刑判決とした（朝山芳史 裁判長、伊藤敏孝 裁判官、高森宣裕 裁判官）。

現在、本件は最高裁に上告されていたが、令和四年二月十八日に高裁に差し戻された。

※水沼直樹
乳腺外科医事件上告審、医療判例解説、97巻、13—24頁、２０２２。

あとがき

私が押田茂實先生と出会ったのは、弁護士になる以前の、法科大学院生のときでした。友人の誘いもあって、法医学という刑事事件に関係しそうな講義を受講してみたところ、今まで聞いたことのない世界が広がっていたのです。しかも、細かい学術的な知識ではなく、具体的な事件について法医学の観点から見た事件の「真相」が目白押しでした。そこで学んだことは、「物は嘘をつかない」でした。つまり、「現物こそが真実を語る」ということを叩き込まれたのです。

私が弁護士になって先輩に教わった格言に、「神は細部に宿る」という名言があります。この格言は、建築の世界を始め、あらゆるところで言われる名言のようですが、法律家の世界での意味合いは、些細なところにこそ事件解決の糸口がある、という意味で用いられています。まさに「物は嘘をつかない」という押田哲学と同じことを意味するのでした。この哲学は、その後の私の弁護士人生をおおきく変える格言となりました。

私が担当していたある事件で、ある専門家から「検察庁から開示された証拠はコピーだから、現物を見なければダメだ、そういうところ手を抜く弁護士とは付き合わない」と厳しい意見を突きつけられたことがあります。渋々？ 現物の証拠を閲覧しに行ったところ、なんと、重要な証拠の記載内容が、何箇所も消しゴムで消されて上書きされていることを見つけたのです。しかも、書き換えてある箇所は、検査日や検査時刻、ロット番号など、検査を行う者にとって重要な箇所ばかりでした。そのうえ、同じ時に書いたはずの記載事項でも鉛筆の筆圧が異なっていたり、他の日に書いた事項であるにもかかわらず筆致が同じような鉛筆書きであったりしたのでした。

このきな臭い証拠に気付いてから、あらためて他の証拠を見直すと、あちこちに事件解決のヒントが見え隠れし始めました。検察側証人が主張する、聞いたこともないような意見についても、膨大な訴訟記録の中に、矛盾する証拠が見つかりました。まさに細部に神が宿っていたのです。

しかも、このような経験は刑事事件だけではありませんでした。

ある自動車事故で携帯電話を手に持っていたかどうかが争点になった事件でも、ドライブレコーダーの映像の片隅にほんのり映っていた映像から、証言の矛盾が明らかになり、事件の真相が明らかになったこともありました。しかも、そのドライブレコーダーを具に解析してみると、相手方弁護士が提出していた動画解析の証拠が、事実に反し矛盾していることが見つかりました。

「物は嘘をつかない」という押田哲学は、数々の冤罪事件の解決の糸口になっています。未だ、雪冤が晴れない事件もありますが、いずれ雪が溶けるでしょう。

本書にいくつも登場する押田哲学が、多くの弁護士の質を高めています。この哲学は、法医学の世界だけではなく、事実を追求するあらゆる世界で活かすことができるのではないでしょうか。

二〇二〇年十一月

水沼 直樹

【参考文献】

『裁判官はなぜ誤るのか』秋山賢三　岩波新書／『目撃者の心理学』厳島行雄・仲真紀子　北大路書房／『死者の声に耳を澄まして』石津日出雄　ふくろう出版／『科学鑑定～ひき逃げ車種からDNAまで』石山昱夫　文春新書／『平気で冤罪をつくる人たち』井上薫　ＰＨＰ新書／『冤罪の軌跡～弘前大学教授夫人殺害事件』井上安正　新潮新書／『私は無実です　検察と闘った厚労省官僚村木厚子の４４５日』今西憲之＋週刊朝日取材班　朝日新聞出版／『冤罪弁護士』今村核　旬報社／『冤罪弁護士が語る真実』今村核　講談社現代新書／『焼かれる前に語れ』岩瀬博太郎・柳原三佳　ＷＡＶＥ出版／『法医学者、死者と語る』岩瀬博太郎　WAVE出版／『冤罪法廷　特捜検察の落日』魚住昭　講談社／『美談の男～冤罪　袴田事件を裁いた元主任裁判官・熊本典道の秘密』尾形誠規　鉄人社／『犯罪被害者のための新しい刑事司法（第2版）』岡村勲監修　明石書店／『法医学現場の真相』押田茂實　祥伝社新書／『法医学者が見た　再審無罪の真相』押田茂實　祥伝社新書／『死体からのメッセージ』押田茂實　洋泉社／『Ｑ＆Ａ』見てわかるＤＮＡ型鑑定』押田茂實・岡部保男編著　現代人文社／『冤罪はこうして作られる』小田中聰樹　講談社現代新書／『違法捜査～志布志事件「でっち上げ」の真実』梶山天　角川学芸出版／『裁判官が日本を滅ぼす』門田隆将　ＷＡＣ／『事実認定の適正化～続・刑事裁判の心』木谷明　法律文化社／『刑事事実認定の基本問題』木谷明　成文堂／『刑事事実認定の理想と現実』木谷明　法律文化社／『足利事件～冤罪を証明した一冊のこの本』小林篤　講談社文庫／『誤報～新聞報道の死角～』後藤文康　岩波新書／『誤報と虚報』後藤文康　岩波ブックレット／『獄中詩集　壁のうた～冤罪・布川事件～』桜井昌司　高文研／『冤罪をつくる検察、それを支える裁判所』里見繁　インパクト出版会／『東電ＯＬ殺人事件』佐野眞一　新潮文庫／『冤罪Ｆｉｌｅ　№17』佐野眞一VS客野美喜子　ケーズ・パブリッシング／『殺人犯はそこにいる～隠蔽された北関東連続幼女誘拐殺人事件』清水潔　新潮社／『冤罪放浪記』河出書房新書　杉山卓男／『足利事件　松本サリン事件』菅家利和・河野義行　TOブックス／『絶望の裁判所』瀬木比呂志　講談社現代新書／『「鶴見事件」抹殺された真実』高橋和利　インパクト出版会／『血痕鑑定と刑事裁判～東北三大再審無罪事件の誤判原因』田中輝和　東北大学出版会／『逆転無罪の事実認定』原田國男　勁草書房／『無罪請負人』広中惇一郎　角川ＯＮＥテーマ２１／『司法殺人～元裁判官が問う歪んだ死刑判決』森炎　講談社／『袴田巌は無実だ』矢澤曻治　花伝社／『死にかたが分からない』柳田純一　東京書籍／『あの世の身体　この世の生命』柳田純一　集英社／『裁かれるのは我なり～袴田事件主任裁判官三十九年目の真実』山平重樹　双葉社／『袴田事件～一家四人強盗殺人・放火事件の謎』山本徹美　悠思社／『袴田事件～再審決定！冤罪事件48年目の真実』山本徹美　プレジデント社(online)／『無罪～裁判員裁判、３７２日の闘争…その日～』吉野量哉　竹書房／『刑事裁判ものがたり』渡部保夫　日本評論社／『天地人』尾池和夫・竹本修三監修　マニュアルハウス／『Q&A　見てわかるＤＮＡ型鑑定(第二版)』押田茂實・岡部保男・泉澤章・水沼直樹編著　現代人文社

【プロフィール】

押田茂實（おしだ・しげみ）

日本大学医学部名誉教授（法医学）。1942年、埼玉県生まれ。東北大学医学部卒業。医学博士。足利事件、東電女性社員殺人事件などさまざまな事件に関する法医解剖、DNA型鑑定、薬毒物分析、重大事件・災害での遺体検案、医療事故分析・予防対策など、50年にわたって法医学現場の第一線で活動。主な著作に、『実例に学ぶ医療事故』（医学書院、2000年）、『法医学現場の真相』（祥伝社新書、2010年）、『医療事故はなぜ起こるのか』（共著、晋遊舎新書、2013年）、『法医学者が見た　再審無罪の真相』（祥伝社新書、2014年）、『Q&A見てわかるDNA型鑑定（第2版）』（共著、現代人文社、2019年）などがある。

水沼直樹（みずぬま・なおき）

弁護士、東邦大学ほか医学部非常勤講師。1979年、群馬県生まれ。東北大学法学部・日本大学大学院法務研究科卒業。日本法医学会／日本DNA多型学会／日本医事法学会／日本がん・生殖医療学会／日本生殖医学会ほかの各会員。『乳がん患者の妊娠・出産と生殖医療に関する診療の手引き（第2版）』（金原出版、2017年）、「リハビリテーション医療における安全管理・推進のためのガイドライン（第2版）」（診断と治療社、2018年）、『医療事故の法律相談』（青林書院、2020年）、『リハビリテーションリスク管理ハンドブック（第4版）』（MEDICAL VIEW、2020年）ほか分担執筆。

現場の法医学 ～真相究明とは～
「死体」からのメッセージ〔改訂新版〕

2020年11月25日 初版第1刷発行
2022年 7月23日 初版第4刷発行
著　者 押田 茂實・水沼 直樹
発行者 釣部 人裕
発行所 万代宝書房
〒176-0002 東京都練馬区桜台1丁目6-5
ワタナベビル102
電話 080-3916-9383 FAX 03-6883-0791
ホームページ：http://bandaiho.com/
メール：info@bandaiho.com
印刷・製本 小野高速印刷株式会社

落丁本・乱丁本は小社でお取替え致します。

ISBN 978-4-910064-33-8 C0036

装丁・デザイン／小林 由香